仕事で燃えつきないために

How to prevent workplace burn out

対人援助職のメンタルヘルスケア

Mental health care for professional helpers

水澤都加佐

by Tsukasa Mizusawa

大月書店

もくじ

3

6

はじめに

援助職こそメンタルヘルスケアが必要

援助職とは、どういう仕事を指すのでしょうか。

援助職は、「対人援助職」、「対人関係援助職」または「援助専門職」とも呼ばれますが、医療、看護、保健、福祉、介護、教育などの分野で、人とかかわって、人を相手にする職業のことを指します。

だれを相手にするかといいますと、病院なら患者さん、学校なら生徒さん、福祉や介護なら利用者や対象者、カウンセリングならクライアントなど、いろいろな呼び方がありますが、みんな人を対象にした仕事です。

私も援助職に就いています。私の場合は、カウンセラーとして個別のクライアントやご家族が相手です。また、援助職の人たちや職場・職域を対象とした講演やセミナーも行っています。

今の社会において、援助職の人たちはとても大切な仕事をしています。社会には複雑でさまざまな問題があるので、問題を抱えることはめずらしいことではありません。問題を一人で処理できないで、だれかに助けてほしいと思ったとき、援助職の人たちが、それぞれの場所で援助をするのです。

けれどこのごろ、休職したり、辞めてしまう援助職の人が非常に多くなりました。また、抑うつ状態になり、治療を受けている人も目立ちます。残念なことに、自殺をするという最悪の選択をする人もいます。

ある施設では、五年で半数の人たちが辞めてしまいました。辞めないまでも、休職者が多くいる所もあります。私的な調査ですが、その理由の七〇~八〇%がメンタルヘルスの問題で、身体の病気で休んでいる人は二〇~三〇%程度だという数字がでています。

そして、メンタルヘルスの問題で休む場合は、一回につき三カ月以上休み、それを何度かくり返す人が多いのです。休みをくり返すうちに、仕事をする自信をなくして辞めてしまったり、職場に居にくくなってしまったりします。

多くの援助職は、そういう状態になってから、自分の状態がよくないことに気づきます。また、そうなっているのに、自分の状態がよくないことに気づかない人も多いのです。なぜ気づかないかと言いますと、そうなった原因を自分の仕事の能力がないせいだとか、自分のがんばりが足りなかったせいだ、などと思いこんでいるからです。あるいは、うつ状態になり、治療を受けて薬を飲み、数カ月してよくなったら職場にもどります。けれど、前と同じ考え方、価値観による働き方をしているので、また状態が悪くなり、休職をくり返します。

援助職に就く多くの人は、だれかのために働きたいという献身的な願いや、前向きな使命感、責任感、義務感をもっています。にもかかわらず、なぜこういうことが起きてしまうのでしょう。

追いこまれる人というのは、むしろ仕事が好きで、義務感、責任感、使命感が強くて、前向きで、建設的で、あれもこれもやろうとする有能な人なのです。そういう人こそ、結局、仕事をやりすぎて疲れはて、次第に燃えつきていく危険をはらんでいるのです。

また、個人の問題というよりも、職場のシステムが問題である場合もあります。ですが、のっぴきならない状態に陥る前に、自分の状態を自覚することで、最悪の事態は避けることができます。また、なぜそういう状態になっていくかということや、燃えつきていくプロセスを頭に入れておけば、燃えつきてしまう前に気づくことや、再発を予防することができます。

この本では、援助職を選んだ方が必要とするメンタルヘルスケアについて、丁寧に解説しました。

周りから仕事で有能だという評価を受けている人ほど、本書を読んでほしいと思います。また、人の評価、周りの評価を受けて、仕事でがんばってしまう人にも読んでいただきたいです。

援助職（ヒューマンサービス）は、これから社会でますます必要となるでしょう。今の社会にはさまざまな問題がありますから、ストレスがたくさんたまります。ヒューマンサービスの対象になる人が増えれば、当然サービスを提供する人たちも求められます。

そんな状況ですから、援助職に就いた人たちが数年で辞め、また新しい人が入ってきて、また数年で辞めるという悪循環を改善する必要があります。そのためにも、援助職に就いた人たちが、自分の仕事の性質を理解し、自分のメンタルヘルスに注意していく必要があります。

援助職こそ、十分なメンタルヘルスケアが必要なのです。本書を読んでいただければ、それがおわかりになると思います。

もし、あなたが、援助職という仕事をずっとつづけていくなら、また、つづけていきたいなら、そして、自分の仕事に誇りと使命感と責任感と義務感を感じているなら、もし、あなたが今後も人のためになりつづけたいなら、だれかの役にたちたいと思っているなら、ぜひ、この本を読んでください。

1

なぜ援助職にメンタルヘルスケアが必要か

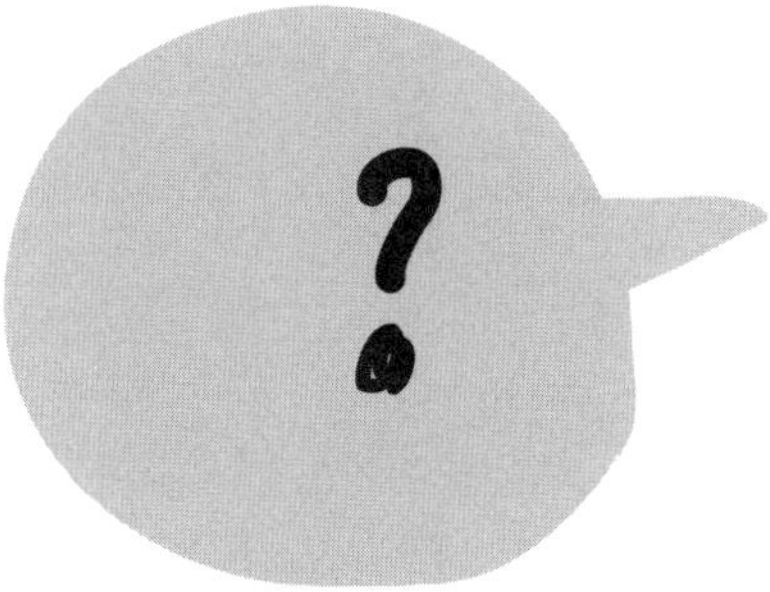

援助職はなぜ燃えつきやすいのか

仕事で燃えつきた状態を、「もえつき」とか「バーンアウト」と呼びます。

この「もえつき」は、対人援助職に圧倒的に多く、一種の「職業病」とさえ言われています。

「一生懸命やってきたけれど、もう気力がつきてしまいそうだ」、「自分はなにをやってきたのだろうと、ふとむなしくなった」、「やる気がでない、朝起きあがれない」、「人の面倒ばっかりみるなんて、もうたえられない」、「なにもかも自分の責任のような気がして、仕事のミスを責められるのがつらい」、「イライラしたり、つい人にあたりちらしてしまったり、大きな音にびくっとおびえたりしてしまう……」

「もえつき」にはいろいろな兆候や症状があります。これについては、あとでくわしく述べますが、なぜ、援助職に「もえつき」が多いかというと、その理由は、相手が人間であるからです。もし、仕事の相手が機械であれば、「もえつき」はこれほど起こらないでしょう。人間は言語をもっていますし、感情ももっています。あなたの仕事に、ときには感謝も評価もしてくれますが、きびしい批判もします。また、人間には「待った！」がききません。ですから、慎重に、相手を尊重して接していかなければなりません。人権も尊重すべきです。

身体の疲れなら、栄養のあるものを食べ、十分に寝れば回復します。けれど、援助職は相手の感情に寄りそって仕事をしているので、怒りをぶつけられたり、泣かれたり、すがられたり、ときには「死ぬ」と脅かされたりもし、精神的にたいそうきつい「感情労働」の側面があります。

感情労働とはどんな労働を指すかと言いますと、仕事にはさまざまな種類と労働のパターンがあります。重い物を運んだり動かしたりするような、主として体を使う「肉体労働」、会社を運営したり、企画を作成したり、研究に取り組むなどの、主として頭を使う「頭脳労働」、そして、悲しみや怒り、苦しみや不平不満というサービスの対象相手の感情の矢面に立ち、クレーム処理に当たったりする「感情労働」です。感情労働に携わる人には、高度な感情のコントロールが要求されます。援助職の職務内容は、まさにこの感情労働にあたる部分が大きいのです。

アメリカでは、Compassion Burn out（コンパッション・バーンアウト）という言葉を使うことがあります。直訳すれば「共感もえつき」とでもなるのでしょうか。消防士のように消火や災害救助にあたって、つねに悲惨な状況に接している人たちが、被災者への共感を感ずるうちにしだいに燃えつきてしまうことを指します。メンタル分野の相談や、思春期の生徒の問題、家族の問題、人の死、高齢者の介護などに日常的に直面している援助職が、いつの間にか感情的に疲弊してしまうことも、このコンパッション・バーンアウトにあたると言えるでしょう。

「感情労働」を担う援助者といえども、いつも精神的によい状態であるわけではなく、ときには精神的に不安定であったり、なにか問題を抱えてつらい日もあります。そういう時にも、自分の感情をコントロールし、つねに適切な感情を保って、援助の対象者に接していかなければなりません。「待ったなし」の生身の人間にかかわらなければならないのです。そうなると、身体の疲れ以上に精神的、あるいは情緒的な疲労感が伴います。

この精神的・情緒的な疲労感は、身体の疲労感よりも私たちを痛めつけます。身体の疲れは、バランスのとれた食事をして、お風呂にゆっくり入り、早めに寝たり、休んだりすれば、回復してきます。けれど精神的・情緒的な疲労感は、それだけではなくなりません。そもそもこの疲労感が強くなると、寝ることもままならなくなります。早朝に目がさめてしまったり、なかなか寝つかれなかったり、夜中に何度も目がさめたりしてしまいます。きっと、あなたにもそんな経験が一度ならずおありでしょう。

さきほども申し上げたように、これは「援助職は人間が相手」という仕事の特徴からきています。援助職に就くと、相手のことを一所懸命考えて仕事をするわけですが、援助者自身も生身の人間であることは無視できません。あなたには、あなたの感情やこころや身体の疲労があります。それを無視して、援助する相手のことだけを考えて仕事をしていれば、いつか、あなたは燃えつきてしまうでしょう。

えてして、援助職の人たちは、そういう罠に陥りやすいのです。ここに、「もえつき」が援助職の職業病だと言われる原因があるのです。

なぜ援助職を選んだのか

あなたは、なぜ人を相手として、人を援助する仕事を選んだのでしょう。

家族の介護をしていても、疲れたり、イライラすることはあるでしょう。困っている友人を助けたり、相談にのっているときにも、ぐったりと疲れたり、精神的に落ちこんだり、限界を感じたりすることがあるかもしれません。育児でも同じです。

けれど、それは仕事としてやっていることではありません。職業として人を援助するということは、ずっとやりつづけなければならず、対価として給料をもらいます。ですから、気まぐれにはやれませんし、途中で勝手に辞めることもできません。

あなたは、対人関係援助専門職という、プロフェッショナルです。自分がプロであるという認識は、ある部分で自分を縛ります。仕事なのだから、「こうしなければならない」とか、「ここまでやらなくてはダメだ」、「こうできなきゃダメだ」という、自分を縛る価値観が当然出てきます。

けれど、ぎゃくに言うと、「職業である」ときちんと認識することが必要なのです。仕事で援助を行うのであるから、仕事の対象になる人と自分との間に境界を設けて客観的な立場に立つ、仕事として援助の範囲をきちんと考える、仕事としてなにをどこまでどうするべきかを判断する、ということです。そうしていけば、仕事という枠をこえて相手や問題にのめりこんだり、やりすぎたりすることを制御していけます。

しかし、多くの援助者が仕事という枠組みを越え、相手との境界を越え、のめりこんでしまうことがあるわけです。援助者は、自分の大半の時間とエネルギーを相手のために使いがちです。

少なくとも職場にいる間は、いつも自分の仕事の対象になる人のことを考え、動いています。それだけでも、そうとうに消耗しますが、さらに私的な時間を割いてまで、仕事にのめりこんでしまいがちです。それは、なぜ人を相手にし、人を助ける職業を選んだか、ということと関係しているのです。これについては、追ってお話ししていきましょう。

援助職を選ぶ人たちは、基本的に人を助けたいと思っています。それはとてもいい願いです。人間は互いに助けあって生きているわけですから、人のためになにかをしたいという気持ちをもつのはとても大事なことです。現代社会において、とても貴重な人たちとも言えます。

そこで必要なのは、「では、なぜ自分は人を助けたいと思うのか」と、考えてみることです。援助職を選んだなら、このことは、一度はしっかり考えなくてはいけません。ヒューマニズムとか、人類愛からボランティアをするのとはちがい、職業として選ぶには、自分のなかにその原因になるものがあるはずです。

健康な理由もあれば、そうでないものもあるかもしれません。自分が抱えているものを、一度はつきつめて考えてみることが必要です。

そして、自分を見つめつつ仕事をしていくのだ、という意識をしっかりもつ必要があります。友だちや家族に対しての援助は、ある時期のことで、ずっとつづいていくことは少ないでしょう。しかし、職業は少なくとも定年まではやっていくわけです。

もし、個人的な強い思いこみから出発してやりつづけていくと、職業でやっているのだという認識がなくなってしまい、「自分の人生＝仕事」という状態になる危険性があります。そうなると「もえつき」、ときには「過労死」と隣りあわせになっている、と言ってよいでしょう。

職業は、あなたとイコールではありません。ひとつには、対価として給料を得て、それによって生活をするという手段であるのです。もちろん、仕事に生きがいを感じたり、仕事によって自分が成長もするでしょう。けれど、職業は基本的に替えても辞めてもいいのです。仕事をしなくなっても、あなたがいなくなるわけではありません。そこだけはクールに考えていないと、「自分にはこの仕事しかない」とか、「自分があの人を助けなければだめになってしまう」という、のめりこみになります。そうして、のめりこんでいけば、「もえつき」という病にぐっと接近していくのです。

新人とベテランは要注意

どんな年代でも、仕事で燃えつきる危険はありますが、とくに注意しなくてはならないのは、新人とベテランです。

なぜ新人が要注意かといいますと、新しい仕事をはじめたときには、いろいろな期待を抱いているからです。まず、自分自身に対して自分なりの期待があり、仕事に対しても期待をもち、周りからも期待され、仕事の対象となる人からも大きな期待をされます。けれども、やはり新人は経験が少ないですし、なんといっても対人関係の仕事というのは、トレーニングと多くの経験の積み重ねが必要なのです。

ですから当然、新人は、自分や周りの期待になかなか応えられないわけです。いくら一生懸命やっても、効果があがらなかったり、やり方がこなれていません。すると、仕事の対象となる人からクレームがついたり、周りからも注意されたり、指導されたりすることが多くなります。一生懸命やっても、いらだちや挫折感を感じることが多いのです。

これは当然のことです。仕事に就く前のトレーニングが十分でないことも多いですし、仕事に対して思い入れや大きな使命感をもっているので、経験と技術が追いつかないのです。そこにギャップがあります。ギャップは消耗を呼びます。

また、初めての就職で、仕事をするということに慣れていない場合は、職場や働くことへの理想と現実のギャップも感じるでしょう。同僚や上司とうまくいかない場合は、なおさらです。

では、ベテランが燃えつきないかというと、そんなことはありません。

一〇年以上のキャリアがある人でも、いくつかのポイントをちゃんと押さえておかないと燃えつきる可能性があります。というのは、ある年月の経験を重ねた人は、今度は新人から期待され、管理職からも期待されます。当然、仕事の対象者からも期待されます。その期待に応えて仕事をつづけていくというのは、大変な労力です。

ちょっと、タンクに入っている水を想像してみてください。

自分がタンクに貯めた水を、援助する人のためにどんどん使っていけば、タンクの水位はしだいに低くなります。蛇口を止めれば水は減りませんが、増えることもありません。タンクに水を補給しないかぎり、水は減る一方なのです。

この水が、あなたのエネルギーなのです。ですから、仕事をひたすらやりつづけたベテランは、水がなくなった時点で燃えつきてしまうのです。

また、新しい職場や部署に移ったり、新しいポジションについたり、昇進することさえも、大きな消耗を招きます。ベテランにはベテランへの期待があり、また、仕事をつづけてわかることが多くなったからこそ、目標も課題もでてきて、抱えるストレスも大きくなるわけです。消耗するということは、エネルギーがどんどん消化されていくことですから、今まで以上に急速にタンクの水を使ってしまいます。水がなくなって、「もう、やれない」「もう、だめだ」というのが、燃えつきた状態なのです。

今の社会を見ていますと、新人の場合、「もえつき」が思わぬ早さでやってくることがあります。仕事について一カ月で辞めてしまったり、ひきこもったり、最悪の場合は追いこまれて自殺してしまう人もいます。さきほどの例でいえば、水道タンクの蛇口を全開してしまったのです。補給する間もなく、瞬く間に消費してしまったのでしょう。

最初の一～三年はとくにあぶないと思っていいでしょう。職業人になるということは、学生としてお金を払ってなにかを得ていた場所から、お金をもらってなにかをする場所に入るわけです。まず、仕事に慣れるまでは当然、上司から指導もあれば、注意されたり、叱られたりすることもあるでしょう。

新人といっても、一人ひとり、適応していく能力はちがいますから、自分の物差しで物事をはかっていかなくてはならないのに、働きはじめたとたんにだれかと比べたり、もっともすぐれている人に照準を合わせたりしがちになります。

もちろん、職場の問題もあります。自分で自分の面倒をみることを「セルフケア」と言いますが、職場では「ラインケア」が必要です。ラインケアというのは、ライン職である上司が、新人の働きすぎ、仕事のフォロー、精神面についての注意を払うということです。会社は、職場の労働条件を整備しなければならないのです。

とくに援助職は、援助の対象者から、新人であっても一人前のことを要求されますから、ラインケアが非常に重要です。新人が、仕事を一人で抱えこんでしまわないように、上司は気をつけるべきなのです。

新人が、積極的に周りの人に意見を求め、周りの人の力を借りられるような条件を整えたり、周囲の人とディスカッションをしたり、助言をもらえる場をつくったりして、支えていくことが必要でしょう。ラインケアについては、6章でくわしく述べます。

2

こんな症状がはじまったら

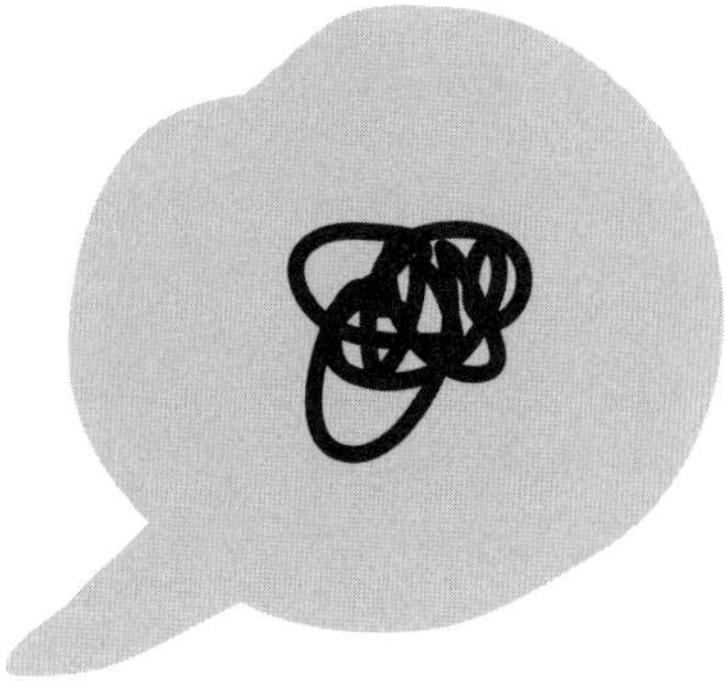

「もえつき」の兆候

「もえつき」とは、とつぜん起こるのではなく、少しずつ症状が進行していくものです。けれど、多くの援助者はがまんをし、自分にむち打ってがんばりつづけるので、最後にぷつんと糸が切れたように脱力感に覆われるまで、つまり、燃えつきるまで働いてしまうのです。

「もえつき」の兆候が現れたときにも、気のせいだと思ったり、なんとか元気を出そうと自分で自分を励まし、わざとより多くの仕事を抱えこんで必死にやったりします。また、疲れてイライラし、細かいことにこだわって仕事がつらくなったり、「自分だけががんばっている」と思いこみ、周囲へ批判の気持ちを抱くこともあります。そうなると、人間関係もぎくしゃくします。

本人も気づきにくいのですが、周りもなかなか気づきません。「ちょっと疲れているんだろう」とか、ぎゃくに「もっとしっかりやったら」と励ましたりしてしまいます。また、以前はちゃんとしていたのに「このごろ仕事がだめになってきた」などと、批判されることもあります。

そこで、どうにかしなければとさらにがんばれば、「もえつき」の進行に拍車がかかります。

ですから、「もえつき」の兆候とはどのようなものなのか、どんな状態になったら気をつけるべきなのかを知っておくことが大切です。

「もえつき」の兆候については、次の表を使ってチェックしてみてください。

こんな症状はありませんか?

「もえつき」の兆候チェック

□ ついイライラして、だれかを攻撃してしまう
□ 「だいじょうぶ?」とか「つかれているんじゃない?」と声をかけられると、ムッとする。
□ やらなければならないことを、先延ばしにしがちである
□ 一生懸命やってもなにもかもうまくいかない、と感じる
□ これでいいのか? と、自分のやったことに自信がもてない
□ 仕事のことを考えると、ため息がでる
□ つかれているのに、ぐっすりねむれない
□ 仕事のことが頭からはなれずに、夜中になんども起きてしまう
□ 以前は少し休めば体調が回復したのに、最近は回復しない
□ しじゅうなんとなく疲れを感じている
□ 体重が急に減った、または増えた
□ ぼうっとして、思考がまとまらない
□ 気がつくと口をつぐんでいる
□ なぜ自分だけ一生懸命仕事をしなければならないのか、と不満に思う
□ 人とかかわるのがとても面倒くさい
□ まわりの人は鈍感、のんき、真剣さがたりないと思う
□ お酒の量が増えた
□ 大きな音や声に思わずびくっとする
□ なにかにつけ、自分が責められていると感じる
□ 孤立感を強く感じる

＊上記の5項目以上にチェックがついた人は、「もえつき」を疑ってみてください。

休みたいけど休めない

さて、次は「もえつき」の人がよく口にするキーワードをもとに、「もえつき」の症状について具体的に説明をしていきましょう。

私のところへ相談に来る人には、こんなふうに言う人がけっこういます。

「疲れているので休みたいけれども、なかなか休みをとれないんです」

なるほど、たしかに、今の社会は忙しく仕事をしなければならず、なかなか休みをとれないし、またとりにくいという事情があるでしょう。けれど、私はあえてこんな質問をするのです。

「あなたの職場は、だれも休暇がとれないような職場なのですね?」

「そうですねぇ……」と、その人は考えるそぶりをしました。

「では、だれも休みをとっていないわけですね?」と、さらに聞きました。

「いいえ、そんなことはないです」

「ということは、休んでいる方もいらっしゃるのですか?」

「休んでいる人もいるんですけれどね、私はどうしても休めないのです」

「なるほど、あなただけが特別、仕事量が多いのですね」

「いいえ、そんなことはないのですけれどね」

そこで私は、つっこんだ質問をします。

「もしかしてあなたは、どこかで『休みをとりたくない』とか、『職場をなるべくあけたくない』と思っていませんか？」

すると、しばらく考えてから、その人はうなずきました。

「そうですね。そう言われてみると、なるべく職場をあけたくないという気持ちがあるような気がします」

「そうですか。忙しくてたいへんな職場であるということは、とてもよくわかります。でも、職場の状況は変えられないとしても、あなたの考えは変えることができますよ。『なるべく休みたくない』と思っているあなたの考えは、あなた自身が変えられるのですから。どうでしょう？少し考え方を柔軟にする練習をしてみませんか？」

そして、二人で、固定した考えを解きほぐしていくロールプレイをはじめるのです。

あなたを縛る考え

このように人間には、自分へ無意識に言いつづけているメッセージがあります。

言葉をかえれば、「そのメッセージはあなたを縛る考え方である」と、言えるでしょう。

無意識に自分に発しているメッセージが重要なのは、それによって、自分の行動が決まってしまうからです。

たとえば、男性でも女性でもかまいませんが、三五歳で独身の人がいたとします。もしその人が、「自分はこの年齢になって、結婚もしていなくて、恋人もいない。結婚したいけれど、自分は一生独身ですごすしかないのだろう」と思って生活していたら、きっと、その人はずっと独身でいる可能性が大きいでしょう。

でも、同じ年齢の人でも「結婚はしなくてはならないものではないから、愛する人があらわれたらすればいい。それまで貯金をして、準備だけはしておこう。どこかで愛する人に出会えるはずだ、出会えたらいいなあ」と思って生きていれば、出会った人や機会を見すごさないでしょうし、歩く姿勢だって変わってくるでしょう。

自分への無意識のメッセージに、自分で気づく必要があります。このメッセージは、けっこう子ども時代から言いつづけているものが多いのです。

ぜひこの機会に、自分への無意識なメッセージ、自分を縛る考えに気づいてください。

職場のシステムを変えるとか、職場の人員を増やすのは、だれか一人の考えでは無理でしょう。でも、自分へのメッセージは自分で変えることができます。メッセージを変えると、自分が変わり、すると不思議なことに周囲の人が変わるし、家族も変わる。自分を変えることでよい変化が伝染していくのです。

「休みたいけど休めない」というメッセージには、「職場でなじめない」とか、「仕事をいくつか替えてきたけど、いつも同じようなパターンで辞めなければならなくなった」とか、「人間関係に自信がない」という気持ちが潜んでいたりします。

「私はずっとこのまま、どこへ行っても同じなのでしょうか？」と、その人は私に尋ねたことがありました。「休みたいけど休めない」というメッセージは、「問題がある」という意思表示でもあります。つまり、「休みたいけど休めない」のではなくて、「休みたくないから休めない」ので、人とうまくいっていなかったり、仕事が思うようにできていなかったり、自分に自信がもてなかったりするのかもしれません。休まないでがんばっていれば、だれかが「えらい」とか、「すごい」と言ってくれるので、その評価にたよっているのです。

こういう人は、援助職に多くいます。そしてこのような考えと働き方は、あきらかに「もえつき」の背景のひとつになります。

次頁の表をつかって、自分を縛る考えをチェックしてみてください。

こんなメッセージを自分に言っていませんか？

自分を縛る考えをチェック

- □ 失敗をするのは自分の評価を下げることだ
- □ 人に必要とされる人間にならなくてはいけない
- □ 私がやることにまちがいがあってはならない
- □ だれかに助けをもとめるのは、自分の力のなさの証明だ
- □ だれかにたよられたら、自分をなげうってでも助けなくてはならない
- □ 人になにかをたのむのは、借りをつくることだ
- □ 意見がちがったときには、自分のほうが正しいことを証明しなければならない
- □ つらく苦しいことをのりこえるのが人生だ
- □ いつも前向きで明るくしていないと、人にいい印象をもってもらえない
- □ いつも積極的に行動することがいいことだ
- □ きげんが悪い人がいたら、きげんをよくしてもらうようにすべきだ
- □ 意見が対立したら、中に入ってうまくとりもたなければならない
- □ とりかかった問題は途中でなげだしてはいけない
- □ あまり気乗りしないことでも、根気よくとりくむべきだ
- □ 私が正しいことを、だれかに同意してもらわなければならない
- □ だれからも好かれて、みとめられるべきだ
- □ 私を理解できる人などいない
- □ みんなにたよられる人にならなくてはならない
- □ なんでも一生懸命やることがいいことだ

＊５つ以上チェックがついた人は５章を注意して読んでください。
10個以上チェックがついた人は、とくに４～５章をしっかり読んでください。

私だけが一生懸命やっている

さて、次はこんなキーワードです。

「自分だけが一生懸命やっている」

そう思ったときのあなたは、すでに疲れています。

もちろん、あなたは一生懸命仕事をしているのでしょう。でも、問題は、ほかの人たちが一生懸命やっているように見えなくなっている、ということです。それは、自分が疲弊しているからなのです。あるいは、自分の仕事が思うように認められたり、評価されていないのかもしれません。だから、周りの人たちが休みをとって遊びにいって、楽しそうにしていると、腹が立つのです。「私がこんなに苦労をして仕事をしているのに、あの人は気楽に遊んでいる……」と、思ってしまうのです。

このことは、いかに自分へのケアが足りていないのかという証明です。セルフケアをしっかりして、自分の精神状態が良好な人は、職場に楽しそうな人がいると、自分も気分がよくなります。「明るく働ける職場でよかったな。ここで仕事ができるのはいいことだな」と、思えるのです。そして、逆にイライラしたり、疲れている人がいると、気が滅入ります。「なんであの人、休まないのかしら？　私のエネルギーを半分あげたいわ」と思うのです。

楽しそうな人、うれしそうにしている人を見て、怒りやジェラシーを感じるのは、相手に問題があるのではなく、自分に問題がある証拠なのです。あなたは、疲れて、ストレスがたまっているのです。

ストレスというのは、日本語でいうと「精神的重圧」です。精神的重圧は、ある程度はあったほうが、仕事の能率があがります。たとえば、「何月何日までに仕事をやりとげなければならない」というのはストレスになりますが、締め切りに間にあわせようと効率よく計画を練ったり、いろいろな工夫をして、自分の力を発揮できます。

ストレスは、仕事の効率をよくするために、ある程度は必要です。仕事でなくても、たとえば、老後の不安があるから貯金し、発表会があるから一生懸命練習して、家族がいるからがんばって働くのです。ストレスがまったくない人なんていないでしょう。

ストレスというものは、ある程度までは私たちを効率よく動かしてくれるのですが、それを超えてしまうと効率ががっくりと落ちてくるのです。

過剰なストレスを抱える

ストレスが過剰になると、1，身体、2，考え方、3，感情、4，行動の四つの面に兆候が現れてきます。

1の身体的は兆候とは、「頭が痛くなる、肩がこる、背中が痛くなる、胃が痛くなる、血圧が上がる、下痢や便秘をする、ねむれなくなる、風邪などにかかりやすくなる、ケガが多くなる、てのひらに汗をかく、食欲が減退する、むかついたり嘔吐する」などです。

2の考え方の兆候とは、なんでも悪いほうへと考えたり、他人へ批判的な気持ちばかり出てきたり、ものごとを建設的に前向きに考えられなくなったり、「こんな仕事をやっている意味があるのだろうか」と無力感を感じたりすることです。いわゆるマイナス思考のことです。

たとえば、カウンセラーであれば、カウンセリングの相手がよい方向へ向かっていても、「また後戻りするかもしれない」と考えたり、「こういう人は世の中にいくらでもいるから、私は、ずーっとこの仕事をやっていなければならない」という、マイナス方向の思考になるのです。

3の感情の兆候とは、イライラしたり、怒ったり、恨んだり、不安になったり、自己否定感が出てきます。あるいは、「こんな仕事をやっていても意味がないのではないか」という無力感や、「自分はこんな仕事をやるべきではなかった」、「自分なんか、この職場に不必要ではないだろうか」、「一生懸命やっても仕事がこなせるようにならない、自分は力のない人間だ」、「このままだと自分は会社でいらない人間になるのではないか」というように、自己否定感がでます。

また、悲しくなったり、抑うつ状態になったりします。ほかにも、ひきこもったり、嫉妬心を抱いたり、よく泣くようになったり、他人を批判したり、人とのかかわりが減ったりします。

4の行動の兆候とは、忘れやすくなったり、計算をまちがえたり、集中力がとぎれたり、注意力が欠如して、仕事の能率が落ちたりします。黙りこんだり、考えこんだり、興味をしめせなくなったり、なにかにのめりこんだりします。たとえばアルコールの量が増えるとか、買いものばかりするとか、特定のものや行動に強くこだわるようになります。なかには、不健康な異性関係やギャンブルにのめりこむ人もいます。

つまり、ストレスが過剰な状態を改善せずにがんばっていれば、まちがいなく「もえつき」に突入すると考えてよいわけです。

私なんかいなくてもいいのでは……

「私なんかいなくてもいいのでは」と口にする人は、「もえつき」の症状の一つである、自己否定感を抱いています。「自分はダメな人間だ」と自分を否定する人が、「もえつき」には非常に多いのです。

「こんなことをやっていて何になるのでしょうね」、「私がいなくても、この職場は成りたつのではないでしょうか」、「どうして次から次へと、同じような問題をもった人ばかり来るのでしょう？　仕事が際限なくつづいていきますね」、「私たちのやっていることの意味って、ほんとうにあるのでしょうか？」、「私がやらなくても、だれでもできる仕事ですよね」、「私が受けてきたトレーニングや勉強は、何の意味があったのでしょう?」

というように、いろいろなことを疑うわけです。自分の存在さえも疑います。それが自己否定感なのです。

また、自分のやっていることの無意味さをさかんに主張します。懐疑的で、疑い深くなるのです。さらに、「自分はいなくてもいい」とか、「自分がこの仕事をする必要はない」というように、仕事を投げだす気持ちがでてきます。

実際は、客観的に見るととてもいい仕事をしているのにです。そうやってどんどん自分が信じられなくなると、むなしさに襲われ、無力感に陥ります。

「もえつき」とは、一連の心身の兆候が組みあわさって出現する「症候群」です。

一九七四年、アメリカの精神分析医ハーバート・フロウデンバーガーは、精力的に仕事をしていたソーシャルワーカーたちが、急に意欲を失う現象に注目し、「もえつき(バーンアウト)症候群」と名付けました。ハーバート医師は、「もえつき」を「自分が最善と信じて打ちこんできた仕事、生き方、人間関係などが、まったくの期待はずれに終わったことでもたらされる疲弊や欲求不満の状態」と定義しました。

また、アメリカの心理学者クリスティーナ・マスラックは、「もえつき」を「長期間にわたり援助活動を行う過程で、精神活力を過度に要求されたために起こる、心身の消耗と感情の枯渇を主とする症候群」とし、対人援助職への大規模な調査を行いました。

このように、「もえつき」は援助職の職業病と言われますが、援助職でなくても、相手との適切な距離（境界）を保てず、期待に添おうとする努力ばかりをしていると、燃えつきてしまうことがあります。

たとえば、子どもでさえも、燃えつきることがあります。昨今は、少子化時代ですから、親は子どもに集中的に期待をかけます。学校はもちろん、塾やお稽古事をいくつもさせたりします。結果として、子どもは親の期待を一身に受け、毎日忙しくすごします。幼い子どもほど、親から賞賛・評価されようと、良い成績をとるためにがんばってしまうのです。しかし、そうして努力しているうちに、はたして自分が本当にやりたいことは何だろう？　と考える時がくるものです。また、それ以前に、自分の努力の限界に達してしまうこともあるでしょう。すると、親からの賞賛・評価はむなしいものになってしまうのです。そうなったとき、子どもは燃えつきます。学校へ行くのがいやになり、家にこもってしまったり、親からの期待も重苦しくなり、ときには怒りとなって爆発する場合もあります。

また、若い専業主婦の「もえつき」もあります。子育てに苦労し、いつ帰宅するのか不確かな夫の帰りを待ちわびているうちに、「いったい私の人生って何なのかしら」と考えこんだとき、サポートがなければ燃えつきてしまうでしょう。長年専業主婦をしてきた人も、子どもが大きくなって巣立ったときに、「もえつき」の症状に陥ることがあります。それは、ずっと子どものためと思って自分の時間を費やしてきたために、対象がいなくなったり、自分の思うようにいかなかった場合などに、燃えつきてしまうのです。

ほかにも、飲酒やギャンルなどの問題を抱えた家族がいる人、長年、家族の介護をしている人、ボランティア活動や支援活動をしている人たちにも「もえつき」の症状がでることがあります。

では、「もえつき」ていくものとはなんなのでしょうか？ あなたのなにが「もえつき」てしまうのでしょう？

「もえつき」の代表的な症状である「自己否定感」や「無力感」を考えると、あなたの中で「もえつき」てしまったものは、「自己肯定感」と「自己効力感」ではないでしょうか。自己効力感とは、「自分にはこの仕事をやっていくだけの力がある」という自分の力を信じられる気持ちです。自己肯定感とは、「自分はありのままの自分でいてよいのだ」という自分を肯定できる気持ちです。

これら二つの気持ちは、仕事をしていくうえでとても大切な足がかりになります。

ゆるせない、信じられない

「もえつき」の症状のひとつに、他者に対する怒りがあります。「ゆるせない、信じられない」

というキーワードは、その怒りを表現しています。

「私がこれだけつらいのに、どうしてほかの人は、脳天気にのんびりやっているのだろう」、「仲間だと思っていたのに、どうしてわかってくれないんだろう」、「あなたたちが黙っているから、私がこんなにひどい状況になったのだ」など、周囲に対して怒り、敵意、人間不信の感情がでてきます。

あなたがカウンセラーなら、「なぜ、あの人たちは、人に助けを求めにこなくてはいけないんだろうか。自分で何とかすればいいのに」、「そんなことは、家族で解決できることじゃないか」と、相談者に対しても批判的になったりします。

自分が信じられなくなるばかりでなく、周囲のことも信じられなくなってしまいます。どうしてこんなことが起こるのかと考えますと、その人が今まで生きてきたなかで、深く傷つくことがあって怒りを感じたとき、その怒りを心の底に押しこめてしまったからではないでしょうか？自分のなかにためこんだ怒りや恨みが、「もえつき」の進行のなかで表面化してくるのです。これらの怒りの感情は、いったん噴き出してくると自分ではどうすることもできないので、人間関係がぎくしゃくして、孤立していきます。

けれど、あなたはこの怒りの感情といっしょに、深い悲しみも感じているのです。

「こんなはずではなかった。私は一生懸命がんばったのに仕事がうまくいかなかった」、「自分のことを大切に扱ってほしかったのに、職場では能力がないと批判された」、「がんばっていることを認めてほしかったのに、認めてもらえなかった」、「仕事をちゃんとやりたいという私の気持ちをわかってもらえなかった」

求めていたものが得られなかった悲しみのうえに、怒りがでてくるのです。もしかしてあなたは、ずっと昔からそうやって、求めたものが得られなかった悲しみと怒りをためてきたのかもしれません。このことについては、4章にくわしく述べてあります。

あなたは、怒り、悲しみとともに、不安や恐れも感じるでしょう。

「私は何の役に立っているのだろう」、「私はこのままやりつづけられるのだろうか」、「仕事をやっている意味がほんとうにあるのだろうか」、「私の仕事はほんとうに役に立っているのだろうか」、「私はほんとうにこの職場でずっと必要とされるだろうか。いずれ不用だと言われてしまうのではないか」

「もえつき」の進行過程では、自己否定感、怒り、悲しみ、不安、恐れの感情が入り交じっていることもあります。

私は正しい

「私は正しい」と主張するのは、なにかにこだわっている状態です。「もえつき」には、こだわりという症状もあるのです。

たとえば、自分の考えや意見だけが正しいと思ったり、自分のやり方だけを肯定したりするのです。「こうしなければならない」、「こうでなければならない」、「こうすべき、こうあるべき」とこだわります。

人がある問題状況から抜けでていくには、いくつかの方法や道程があります。たとえば、風邪をひいても薬ものまずにほうっておいて治ってしまう人もいれば、すぐに病院にかかって薬をきちんとのんで治す人もいるように、いろいろな対応の仕方があっていいわけです。ですが、こんなふうに「こだわり」がでてきますと、自分のやり方だけが正しいと思うようになってしまうのです。英語だと、「should」とか「must」のような考え方です。それ以外のものは受け入れられなくなります。つまり、弾力性・柔軟性がなくなり、硬直しているのです。頑固になり、もっとひどくなると、何も譲れなくなくなります。

こだわりが強くなると、人と衝突することが多くなり、人間関係がギクシャクして、職場で孤立していってしまいます。

私はだいじょうぶ

「私はだいじょうぶ」というのは、こんな表情ですね。いつもにこにこしていて、「私はだいじょうぶ、どうってことない。みんな忙しいのだから、私だってがんばらなきゃ」と言いながら、たいへんな仕事をどんどん引き受けていく人の顔です。

けれど、こういう人の内面はどうなっているでしょう。

まず、怒りがあります。

「なんで私だけが、たいへんな仕事ばかりしなくてはいけないの」、「なんで私だけが休みをとれないの」、「あんなに楽している人が、同じ給料をもらってるなんて許せない」というわけです。

また、不安と恐れもあります。

「私が仕事を辞めてしまったら、職場はどうなるのかしら」、「私は本当に必要とされているのかしら」、「私は本当に評価されているのかしら」

もう一つは、悲しみです。

「私はもうダメ、限界なの」、「だれかにつらさをわかってほしい」、「助けてほしい」

こういう気持ちぜんぶに蓋をして、「わたしはだいじょうぶ。そんなたいへ

んなら、私がその仕事をやってあげるわよ」と、表面では笑って生きているのです。これでは、いつかつぶれてしまいます。時間の問題です。

仕事を休みがちになる

仕事を休みがちになり、家にひきこもったりしてしまうときは、抑うつ状態が現れていることが多くあります。「もえつき」は、うつ状態をともなうことが多いのです。

うつ状態にあると、不安と恐れの感情のせいで、いい考えが浮かんできません。考えること、考えることが悪い方向、悲観的でマイナス的な思考になってしまいます。けれど、うつの治療はすすんでいますから、薬をのんで二〜三カ月、または五〜六カ月で回復する人が多くなりました。すると、休職があけて、職場にもどります。

さて、六カ月休んだとして、来週の月曜日から職場復帰だとしたら、あなたはどんな気持ちで職場にもどるでしょうか？

「前と同じようにやれるだろうか」、「周りがどう見るだろうか」、「また休まなくてはならなくなったらどうしよう」、「もし、またうつ状態になって仕事を辞めることにでもなったら、住宅ローンは？　子どもの教育費はどうなる？」

不安が抱えきれないほどたくさんあります。

男性に多いのは、「今まで休んだ分を取りもどさなければ」という気持ちです。「同僚が出世して、自分が部下になって働くのは避けたい」とか、「給料が減るのは困るから、今まで以上に仕事の成果をあげなければ」という意気込みがあります。

休職する前と休職して復職するときでは、どちらの荷物が多いでしょうか？ 圧倒的に復職するときのほうが多いのです。背中に背負い、両手にもって、首から肩から重い荷物を抱えて、それで職場へ復帰するわけです。これでは、はたして何カ月もつでしょうか。

ですから、復職するならば、荷おろしをしてからでなくてはダメなのです。うつ状態を改善するだけでは不十分なのです。荷おろしをしていないので、休職をくり返す人が多くなるのです。

では、一つでも二つでも荷物をおろすというのはどういうことなのでしょう。

まずは、自分はどう生きたらいいのか、自分は何を一番大切にして生きていけばいいのか、という人生観やライフスタイルを、根本的に考え直してみることです。

職場で評価されることや、相談者から喜ばれることだけを考えて生きていくのではなくて、自分の人生に光をあてて、自分の考えやライフスタイルを考え直してみるのです。うつ状態に焦点をあてるのではなく、なぜ燃えつきたのかをさぐる必要があります。そうしないと、何度でも同じことをくり返すでしょう。

四回目、五回目の休職をすると、だいたい仕事を辞めたくなるか、もっと悪くすると死を願ったりしてしまう人もでてきます。

援助職の課題

援助職に就いている人は、仕事に自分のすべてをかけていて、仕事に生きがいを見つけて働いている人が多いのです。それは悪いことではありません。でも、「生きがいが仕事だけ」というのはどうでしょうか？　その問いを自分に返さなくてはなりません。

援助職は、人を援助するのですから、基本的に「いいことをしている」と思いがちです。でも、あなたの仕事だけがいい仕事でしょうか？　ほかの仕事についてちょっと考えてみてください。

たとえば、野菜をつくっている人たちがいなければ、私たちはおいしい野菜を食べられません。寒くても朝早くから漁にでて魚を捕る人がいなければ、おいしい煮魚や刺身は食べられません。仕事に遅れないようにタクシーを使いたいと思っても、タクシーを運転する人がいなければこまります。そう考えれば、人のためになっていない仕事を見つけるほうがむずかしいのです。

幅広く考えれば、仕事はみんな人の役に立っているのです。仕事を生きがいにしている人は、ほかの仕事にもたくさんいるでしょう。援助職だけが特別人の役に立っている、とはあまり思わないほうがよいでしょう。私たちは、それぞれ仕事をして、どこかで人の役に立ち、どこかでつながっているのです。

むしろ、援助職は人を助けることには慣れているけれど、自分が助けられることに慣れていないということに気づいたほうがいいでしょう。援助職についていると、いつも人を助けることばかり考えているので、自分の問題を先伸ばしにしがちなのです。自分のケアよりも、他人をケアすることを大事にして生きてしまう人が多いのです。

これは一見よいことのようにも思えますが、自分のケアをしないでいるとどうなるかに、あなたはすでに気づきつつあるのではないでしょうか。

まずここでは、自分の今の状態に気づくことからおすすめします。

「もえつき」のチェックリストがありますので、自分の状態をチェックしてみてください。

何点以上なら「もえつき」である、という判断基準はありません。けれど、四〇〜五〇点以上であったなら、「もえつき」のプロセスを理解し、早いうちに進行をストップさせるようにしてください。

また、援助者だからこそ、「いやぁ、私はだいじょうぶです。もっとやれます」、「私はＯＫ！です」、「べつにどうってことないです」とがんばりすぎずに、専門家に助けを求めてください。

再発しないためには、日々のセルフケアが大切です。このことは5章にくわしく書きました。

あなたは援助職に就いているからこそ、仕事と私生活を意識して切り離し、仕事と私生活のあいだに境界線をしっかり引くことが大事なのです。

自分の今の状態を知るために

「もえつき」チェック

まったくない……0　ときどきある……3　よくある……5

- 以前より疲れやすい（　　）
- 気がめいる（　　）
- 毎日の生活を楽しいと思えない（　　）
- からだが疲れはてる（　　）
- 精神的にまいってしまう（　　）
- こころが満たされていない（　　）
- 夜、ぐっすり眠れない（　　）
- ないがしろにされた気持ちになる（　　）
- みじめな気分になる（　　）
- 力を使いはたしたような気分になる（　　）
- 期待はずれの気持ちになる（　　）
- 自分がいやになる（　　）
- うんざりした気分になる（　　）
- 人とのつきあいがわずらわしい（　　）
- 周りの人に対して幻滅感や憤りを感じる（　　）
- 気が弱くなる（　　）
- 投げやりな気分になる（　　）
- 意欲的になれない（　　）
- 不安な気持ちになる（　　）
- 怒りが爆発しそうになる（　　）

＊何点以上が「もえつき」という診断はできませんが、50点以上の場合は専門家に相談をするとよいでしょう。これは「もえつき」の３つの側面のうち「感情」の消耗感に注目したチェックです。

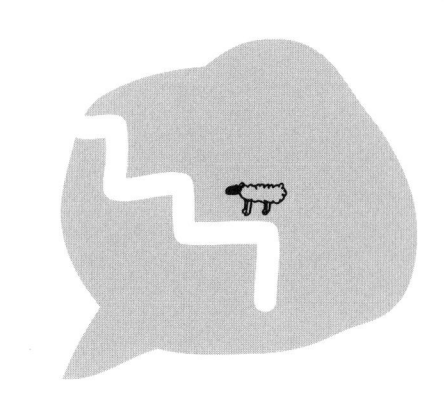

3

「もえつき」のプロセスをとらえる

「もえつき」のプロセス

この章では、「もえつき」がどのようなプロセスで進行していくかを、事例を二つあげて説明します。

「もえつき」のプロセスは、大きく分けて次の六段階で説明できます。

それぞれは重なり合って進行していきますが、だいたいのプロセスを知ることで、進行にストップをかけることもできるでしょう。

3の身体に症状がでてきたときが、助けを求めるチャンスとなります。

1　イライラする、不平不満が多くなる
2　忙しそうにする、権威的にふるまう、休みがちになる、怒りの感情をもつ
3　身体に症状がでてくる（朝起きることができない、眠れない、過剰なストレスなど）
4　転職・退職を考える
5　今まで以上に仕事をする、強迫感、うつ状態、アルコールに逃げる
6　倒れる

事例1　Aさん（看護師）

Aさんは、三四歳の女性で、看護師歴十四年の看護師です。

私（筆者）のところへ相談に来られたときは、すでに燃えつきていて「なにもしたくない」という状態でした。クリニックにかかっていたのですが、看護師ですから、どういう薬が出てくるかやその副作用も知っているので、なるべく薬をのまないで治したいと思い、主治医の了解を得てカウンセリングを選んだのです。

非常にまじめな方で、正義感が強く、まがったことが大きらいという印象でした。また、きちんと日記をつけていて、自分の状態についてちゃんと把握をし、説明も正確です。仕事もきちんとこなし、部屋も整理整頓しているような方でした。

Aさんは、病院で働いていたわけですが、そもそもの問題の発端は、労働組合の活動でした。雇う側の病院に対して、組合は働く人たちの健康を守り、働き方の改善を要求したり、患者さんへの対応の仕方についても提案を出すわけです。Aさんは、組合の方針を病院へ申しいれて、病院の考えを組合に伝えるという、仲介者でした。とてもまじめな人ですから、組合の要求と病院の方針をかならず一致させることができるという信念でがんばり、組合と病院の板ばさみになってしまったのです。

また、仕事は三交替制でしたが、夜勤もよく人とかわってあげたり、風邪やほかのことで休む人がいると、勤務を交代してあげていました。自分も「休みたいな」と思っていても、いつも「いいわよ」と交代を引きうけてしまうのです。夜勤や遅出、早出などをくり返しながら、組合の集まりにも参加し、患者さんの個別の面接や家族の相談などにもこまめに応じて、人一倍働いていました。

Aさんには三歳年下の恋人がいて、同棲をしていました。生活費は、Aさんが払っていました。というのも、彼女のほうが収入が多かったからです。彼はバイクを乗り回し、高価な皮のジャンパーを買ったりするので、堅実なAさんの貯金もだんだん底をついてきました。そうしているうちに、仕事で疲れているAさんは、イライラしてきます（1）。

しかし、疲れがたまっても、Aさんは休みません。休むことに対して、罪悪感があるからです。病棟の課長からも、「あなたは休みをどうしてとらないの?」と聞かれるのですが、「自分が休んだらこまることがでてくるだろう」という過剰な責任感があるのです。どうもAさんは子どもの頃からそういう子だったようです。二人姉妹の長女で、妹と父親が病弱でした。子どものころから、自分がどうしたいかを後回しにして、母親をささえて家のことをやってきました。ですから、周囲が自分に対して何を期待しているのかを敏感に感じとり、期待に一生懸命応えようとするのです。

そして、疲れているのに働きつづけていたAさんには、だんだん怒りの感情が出てきました（2）。最初は、自分に対しての怒りでした。「なぜ、私はいつもこんなふうにひたすら働いているんだろう」　しばらくすると、まわりの人たちに対しても怒りが出てきました。まず、彼には「どうして、お金を倹約しないのだろう。私が働いていなかったらどうする気だろう」

そして病院の同僚へは「10日も休みをとって海外旅行に行くなんてどういうつもり？」「ちょっとした風邪でちょくちょく休むなんて甘えているんじゃない？　なんでいつも私だけが穴埋めをしなければならないの？」

自分の言う通りに動いてくれない患者さんや、家族に対する怒りも出てきました。「ちゃんと食事をとって、薬も飲まなくちゃ、よくなるわけがない」「指導通りの食事を作ってもらわなくちゃ、患者さんが再発するのに！」

ここでAさんは自分の状態がよくないことに気づいて、ひとつの結論をだしました。恋人と別れたのです。仕事も休職したいと思ったのですが、休みさえとれなくて、無理をして夜勤を引き受けたりしているうちに、疲労がピークになりました。そして、とうとう朝、起きられなくなってしまったのです（3）。

自分が仕事を休まなくてはならなくなると、だれかに勤務をかわってもらわざるを得なくなり、Aさんは罪悪感を抱くようになりました。自分に対して、自己否定感も出てきます。もう仕事をつづけていけない、こんなふうになってしまったのは今まで自分を働かせた周囲の人たちのせいだと、怒りも大きくなっていったのです（4）。

ところが、「怒りを抑えること」を子どもの頃から身につけていたAさんは、怒りを抑えているうちに、だんだんうつ状態になっていきました（5）。お昼くらいまで起きられなくなり、三日間連続して病院を休んでしまったのです（6）。そこではじめて病棟の課長から「病院へ行きなさい」と、職務命令に近い言い方をされます。それでやむを得ず、Aさんは心療内科のクリニックに行き、「うつ状態ですね。お薬を出しましょう」と言われ、薬はいやなので、私のところへカウンセリングを受けにきたというわけです。

Aさんは、お酒を飲まないし、何かにのめりこむということもないのですが、フルートを吹くという趣味がありました。けれど、その趣味もできないほど症状がひどくなっていました。もうどうにもならなくなってしまってから、上司が気づいてクリニックへ行くように指示をだしたのです。Aさんは、自分からすすんでクリニックに行ったわけではありません。

カウンセリングでは、「なぜ、あなたは看護師の仕事を選んだのですか？」ということまでさかのぼって、仕事に就いた動機から話をききました。カウンセリングには五〜六回通ってきて、かなりよくなったので、趣味のフルートも再開できました。

その頃から、Aさんには「仕事にもどりたい」という気持ちがでてきました。そこで私は、「リハビリ出勤にしたらどうでしょう。いきなり、以前のような働き方にもどらないほうがいいですよ」とアドバイスしました。

リハビリ出勤をその病院は認めたのですが、Aさんのほうに、「どうせ復帰するなら、みんなにめいわくをかけたくない」という気持ちがありました。「最低でも三カ月はリハビリ出勤をして、夜勤をしない、残業をしない、休日勤務をしないという働き方をしたほうがいいですよ」と、私は再度アドバイスしたのです。

けれどAさんは、一週間だけリハビリ出勤をすると、「もう、だいじょうぶです」と言って、通常勤務にもどりました。病院のほうも人手不足で困っていたので、それを受け入れました。

そうして一カ月働いて、Aさんにはまた疲れがたまってきました。まずは眠れなくなり、イライラしてきて、今度は自分から休みたいと思うようになりました。しかし、復帰したばかりでまた休むというのにはものすごく抵抗があって、「なんて私はダメなのだろう」という自己否定感と罪悪感に苛まれ、不眠になります。そして「こんな私には看護の仕事は向かないのではないか」という考えが出てきます（3、4）。

「働くようになっても、月に二回はカウンセリングにきてください」と言っておいたのですが、Aさんは、仕事が忙しくて来なくなりました。四〇日ぶりくらいに相談にきたので、経過を聞いて、「しばらく仕事を休んだほうがいいでしょう」と私は言いました。

そうしたら、ここが彼女の決断のすばらしかったところですが、「わかりました。私はこれを機会に、自分の問題にちゃんと向きあってみたいと思います」と言って、思いきって職場を辞めたのです。

彼女が言った、「自分の問題」とはなんでしょう。カウンセリングに通いながら、彼女は、自分は子ども時代からずっと同じような生き方をしていた、と気づいたのです。そして、いろいろな本も読み、自分の抱えている問題の根が深いことに気づいたのです。

仕事をやめて失業保険をもらいながら、「失業保険がきれるまではカウンセリングに通いつづけてみます」と、通ってきました。失業保険が切れた後は、マンションを引き払って、実家へもどりました。

「今、私は、看護師という仕事を自分がやりつづけていくためには何が必要かということを考え、どうやったら自分の心のケアをしていかれるのか、自分には何が必要なのかということを深く考え、実際にそれをやりはじめて、だいぶ元気になりました」という手紙が届きました。

事例2　Bさん（教師）

Bさんは、四〇歳の男性、教師歴十八年の中学校の先生です。地域の精神科医からの紹介で、私が講師をしている「もえつき」のセミナーに参加しました。

Bさんは、東京の大学を卒業し、郷里にもどって中学の英語の先生になりました。英語が堪能で、子どもが大好きなのです。祖母にはとてもかわいがられましたが、父親がアルコール依存症で、お酒を飲んでは母親に暴力をふるうのを見て育ちました。

Bさんは、市内の中学校を何カ所か転勤していますが、じつは、教師になって二年目にうつ状態になり、半年休んでいます。そのときは、うつの治療を受けて職場にもどりましたが、それから七～八年たったときにもう一度、数カ月間休職しているのです。このときは、うつもありましたが、父親と同じアルコール依存の問題もあったのです。お酒を飲みすぎて肝障害になり、休職したのです。

復職したときに、まず生徒に「休んでもうしわけない」という気持ちと、同僚の先生方に「めいわくをかけてもうしわけない」という気持ちが強くあったので、仕事をどんどんがんばってしまいます。生徒との関係を取りもどしたい、迷惑をかけた分を返さなくてはならない、そして、同僚が先に管理職になってその下で働くのはいやだ、という思いから、猛烈に働いたのです。Bさんは、大学時代にサッカーをしていましたから、部活でもサッカー部の顧問となり、土曜も日曜も祝日も夏休みもなく、一年中ジャージを着てスニーカーを履き、首からホイッスルをぶら下げて、生徒といっしょに過ごしました。

Bさんは独身です。仕事が忙しくて、恋愛はしても、「結婚をする暇がない」と言うのです。何よりも生徒が好きなので、生徒といっしょにいたいと思い、生徒からも好かれ、保護者の評判もよく、進学相談や生活指導でも非常に熱心な、いわゆる熱血先生なのです。

けれど、そんなにがんばれば疲れないわけがありません。Bさんは、次第に疲れてきてイライラして（1）、朝、起きるのがつらくなりました。そのことに対して、怒りが出てきます（2）。それは生徒や保護者へではなくて、同僚の先生方に対してでした。「皆、適当にやっている。生徒のために一所懸命にやっていないじゃないか」そして、職員室でのいろいろな話がいちいち刺激になって、またいらついてしまうのです。

どこの職場でもそうですが、心にあることを率直に言い合えるのはいいことです。たとえば先生同士で、時には生徒や保護者への不満を出し合って、心にたまった澱《おり》のようなものを放出するのです。そんなときは、ただ聞き流せばいいのですが、Bさんは正義感が非常に強いので、そういう話も真正面から受けとって、同僚を許せなくなるわけです。「生徒の前でいい顔をしているのに、陰でそういうことを言うのは許せない」と怒ったり、「生徒に問題があると思うのだったら、なぜもっと真剣にかかわらないんだ。皆、手抜きをしている」という批判の気持ちがふくらんでいき、「自分だけは、もっと生徒のためにがんばるぞ」と、さらに一生懸命仕事をして、疲労とストレスをためこみました（3）。

そして、お酒の量も増え、考え方がマイナス思考になっていきました。（4、5）「この仕事をずっとやっていく意味があるだろうか。自分一人ががんばってもしょうがないのではないか。そもそも教師をやる意味はあるのだろうか」というように、自分のしていることをすべてマイナスに考えるようになって、休みがちになっていき、ある朝、とうとう、起きあがれなくなってしまいました。

肝機能障害もでてきて、さらに体調も悪くなりました。そのくり返しにもかかわらず、今まで以上にがんばって、がんばって、がんばりつづけて、結局、出勤できなくなってしまったのです（6）。

倒れてみて初めて、昔お世話になった精神科医を思い出し、受診しました。その先生から、『もえつき』のセミナーに参加してみなさい」と言われ、私の所へ来たのです。その後、三度ほどカウンセリングにも来ました。

Bさんは、今は復職していますが、うつ状態を起こすのでアルコールはやめ、休めるときには休むようにしています。サッカー部の指導はしていますが、基本的に生徒たちに任せるようにしたそうです。熱血先生ですから、またすぐに部活にも夢中になりそうですが、「チームを自分の理想通りに育てようという気持ちは棚にあげた」のだそうです。

Bさんは、自分にできることとできないことが少し見分けられるようになり、自分の責任と自分以外の人たちの責任を、分けて考えられるようになってきました。要するに、自分と相手との間に境界線が引けるようになってきたのです。今はいい方向に向かっています。

Bさんは、子どもの頃からずっと、母親を父親から守ろうとしてきたのです。酔って母親を殴る父親に対する怒りをずっともちつづけたので、蓄積した怒りがベースにあるのです。熱血先生なので、生徒から信頼されているのですが、ときどきキレるので、一方では生徒から恐がられてもいました。癒されていない怒りと、お母さんが殴られているのを見てきた悲しみを、ずっと自分の中にためてきたのです。

さらに、「自分はお母さんを守れなかった」という罪悪感と無力感をもたされているので、教育の場では、「罪悪感や無力感を感じなくてすむように、精一杯子どもたちにかかわろう」としてしまうのです。そこまでやらなくてもいいのではないか、と思うようなことまでやってしまうのです。仕事の量や仕事に費やす時間、エネルギーにも、限界を設けませんでした。

Bさんは、子ども時代にもたされた、お母さんを守れなかったという罪悪感、無力感をずっとひきずっていたのです。けれど、小さな子どもが、お父さんからお母さんを守ることなんてできないですし、まして、親の暴力は子どものせいではないのです。Bさんは、もつ必要のないものをもたされてしまっていたのです。Bさんには、そういうことが今、少しずつわかってきました。最近、表情が楽になり、明るくなりました。

プロセス1
イライラする、不平不満が多くなる

それでは、「もえつき」のプロセス1〜6を、もう一度整理してみましょう。

まず、初期の症状としては、イライラしたり、不平不満が多くなります。「あの人、最近すごくイライラしているね」というように、周囲がわかる場合もあります。また、急に休んだり、会話がとぎれてしまったり、援助の対象者にひどく権威的にものを言うようになったりすることもあります。親切心がなくなったり、なんとなく拒否的だとか、電話がかかってくると「いないと言ってくれ」と不在を装ったりします。

どうも今までとはちがうぞ、ということに周囲がだんだん気づきます。家族は、帰りが遅くなったとか、お酒の量が増えたとか、会話ができなくなったと感じたりします。また、外で飲んで帰ってくることが多いとか、危ない店に行って不健康な異性関係をもつということも起こります。注意して見ないと気づかないこともありますが、関心をもって見ればわかります。

最初は、イライラしているという態度が現れることが多く、些細なことで腹をたてる、だれかやなにかにいちいち不平不満を言うようになり、疑い深くなります。

「そんなことをやって、何か意味があるのですか?」と、つっかかってきたりします。それは、自分のやっていることに確信がもてなくなっているのです。また、態度が非常に冷ややかになり、口数が少なくなって、ひきこもりがちになります。

こんなことが、「もえつき」の最初に出る症状です。「もえつき」は、ここからスタートします。

プロセス2 忙しそうにする、権威的にふるまう、休みがちになる、怒りの感情をもつ

もう少しすすんでくると、援助の対象となる相談相手や患者、生徒と、対等な人間関係がとれなくなり、上から下へものをいうような、えらそうな、または横柄な態度になったりします。権威的な接し方をするようになったり、あるいは非常に忙しそうなふりをしたりします。それでいて仕事を休みがちになります。

とくに月曜日に休むという人が多いです。朝起きて、支度をして、さぁ出かけようとすると、出かけたくなくなります。職場へ行きたくないのです。

月曜日に休めば、火曜日が月曜日になるようなものです。そうすると、火曜日もやはり行きたくないわけです。ですから、土日月火と休んで、水曜日はさすがに行かないわけにはいかないので、出勤します。変則勤務でなければ、水木金とがんばれば土日がお休みになるのですが、その三日が続かないのです。水木行っても、金曜日はまた休みたくなります。それで金土日休んで、月火休んで、週のまん中だけ出勤するというようなタイプの人も多いです。職場へ行くのが苦痛なのです。

また、イライラや不平不満が、強い怒りの感情となって表へ出てきます。自分に対して、援助の対象者へ、同僚へと、怒りが噴き出してきて、自分では制御できなくなります。

プロセス3
身体に症状がでてくる

さらにすすんでいくと、ストレスが身体にいろいろな症状を起こします。頭痛、肩がこる、胃の具合がわるい、眠れない、朝早く目がさめる、夜中に何度も目がさめる、食べすぎて太る、あるいは食べられなくて痩せるなど。身体症状ですから、本人も、周囲もわかります。そして、疲れやすくなります。とても消耗しているのです。

ほんとうはここが、「まいった、助けてほしい」と助けを求めるチャンスなのです。けれども、反対に「自分の価値と存在を証明しなくてはいけない」と思いこんで、ますますがんばって、「もえつき」が進行してしまうケースが多いのです。スケジュールをいっぱいにするのです。

この辺を限界だと考えて、援助を求めるべきです。カウンセリングへ行くとか、上司に相談するなどしてください。ただし、ここで上司が「君、何年、この仕事やっているの？　君だったらできるはずじゃないか。もっとがんばらなくてはダメだよ」と叱咤激励してしまうと、逆効果になります。上司は「もえつき」の構造を理解して、もし、自分が対応できそうもないならば、専門家を紹介してください。もし職場にメンタルヘルスを扱うセクションがあれば、そこと共同で対応することが必要です。ただ、小さな職場ではそういうセクションはめったにないので、心療内科や神経科を受診するのをすすめるか、精神保健福祉センターなどの外部の施設を活用するのをすすめることです。

ただ、どこで治療を受けても、抑うつ状態や不眠を薬で解決して、すぐ職場へもどるのはおすすめできません。さきほど説明したように、働くことの意味や、自分の人生観・価値観、ライフスタイルを見直さなければ、同じことをくり返す危険があります。治療には、カウンセリングを併用することも必要となるでしょう。

プロセス4

転職、退職を考える

身体症状がでて、仕事を休みがちになったりすると、気分的にも追いつめられてきます。そこで、退職や転職を考えたり、口にしたりするようになります。あるいは、「この仕事を自分がやらなくてもいいんじゃないか」とか、「自分には向いていない仕事ではないか」と、思うこともあります。自分に自信がもてなくなり、懐疑的になるのです。

この段階では、転職、退職を考えても、いちど元気を取りもどすと、また一生懸命仕事をして、「自分にはこの仕事しかない」と思いはじめてしまうのが、「もえつき」に多いタイプです。

また、同じ職場にほかの職があればそっちへ回してほしいとか、転職を希望したりもします。

あるいは転勤をしたくなります。今いる職場から離れたいのは、職場にいることがきつくなっているからです。

プロセス5

今まで以上に仕事をする、強迫感、うつ状態、アルコールに逃げる

プロセス4になっても、SOSを出さないとどうなるでしょうか。

「こんなことはしていられない。自分の価値を示さなければ」という強迫感で、今まで以上に多くの時間とエネルギーを仕事に費やそうとします。そして、だれがやっても大変な仕事を引き受けて、それによって、自分の価値を立証しようとします。

スーパーマン的、スーパーウーマン的に仕事をこなして、自分の存在をアピールしようとし、ますますスケジュールが過密になり、結局のところ、倒れるまで働いてしまいます。

ここまでくると悪循環で、不安と怒り、それから恐怖心などがひどくなって、サポートがなければ抑うつ状態も進行し、攻撃的な傾向がつよくなり、人間関係が保てなくなります。そして、出勤ができなくなります。

この危機を、アルコールとかギャンブル、薬物や不健康な異性関係で満たそうとして、どうに

もならなくなる人もでてきます。これも「もえつき」の特徴で、単なるうつとはちがうところです。いわゆるうつの人は、より行動的にはなりません。たとえば、スケジュールを真っ黒にするとか、あるいはさらに多くの時間とエネルギーを仕事につぎこむとか、わざわざ困難なケースを担当するとか、スーパーマン的に仕事をこなそうとか、自分の存在をアピールしようとすることはないのです。

また、攻撃性が強くなることもあまりありません。うつの人の怒りは、「もえつき」の人のように、外へ向かってはいきません。攻撃的にも活動的にもなりにくいのです。

反対に「もえつき」の人が抑うつ状態になると、怒りが外へ向かっていきます。「もえつき」になるのは、もともとアクティブな人が多いからです。

さて、この章では、「もえつき」のプロセスを追ってきました。

すべての援助職の人にとって、「もえつき」のプロセスを学んでおくのは大事なことです。SOSを出すとか、だれかから援助を受けるということは恥ではありません。また、自分の能力がないからでもありません。「もえつき」は、援助職の職業病のようなものなのですから、しっかりと理解をし、助力が必要なら求めるられる人こそが、有能な援助職になれるでしょう。

援助職に就いたかぎりは、仕事の能力とは関係なく「もえつき」になりやすいのだと、注意をしておく必要があります。

私のところへ相談に来るのは看護師さんが多いですが、教師も多いです。これらの人たちは、驚くことに、休暇を自分からとろうとしたことが一度もない人が多いのです。「どういうときに休みをとりましたか?」と聞くと、「上司から『あなたもたまには休みなさい』と指示されたときだ」と言います。

この章の最後には、アルコールチェック表とうつのチェック表を載せました。アルコール依存症は、ほかの依存症にも置き換えてチェックできます。もし、あなたがアルコールやほかのものに依存傾向があるとしたら、早めに精神科を受診するなり、カウンセリングを受けましょう。参考のために、WHOが作成した診断基準も載せてあります。

うつ状態のときも同じです。依存症もうつ状態も、回復のためには専門家の手を借りることです。

アルコールに依存していませんか？

アルコールチェック

- 酒を飲んで仕事をさぼることがある
- 飲むと家庭に波風が立つことがある
- 飲んで人から不評をかうことがある
- 飲んだ後で深く後悔する
- 飲まないと眠れない
- 翌朝、また飲みたくなる
- 毎日同じ時間に飲みたくなる
- 外で一人でも飲む
- 飲むと家庭のことに無関心になる
- おじける気持ちをふりはらうために飲む
- 自信をつけるために飲む
- 酒のために経済危機に陥ったことがある
- 不安からのがれるために飲む
- 飲むと友人を見下したくなる
- 飲むと仕事の能率がひどく下がる
- 飲むと向上心がなくなってしまう
- 飲んで完全に記憶を失ったことがある
- 飲んで仕事上のミスをしたことがある
- 飲んで医者にかかったことがある
- 酒のため病院に入院したことがある

＊20項目のうち、3つ以上チェックがついた人は要注意、5つ以上あると依存症の可能性がきわめて高いでしょう（ジョーンズ・ホプキン大学）。

うつ病ってどんな状態？

うつ病チェック

- 悲しみや、不安や、絶望感がしつこくつづいて、泣けて泣けてしかたがない
- 食欲がなくて、体重が減ったり、食欲がありすぎて太ったりする
- 頭痛や消化不良のような慢性的な痛みや症状が、治療しても治らないで、いつまでもつづく
- いらいらする。おちつかない
- 元気がでなくて、疲れていて、なにもやる気がしない
- 罪悪感や絶望感で、気持ちがしずみ、自分には価値がないと思ったり、希望がもてない
- 寝すぎたり、眠れなかったりする。明け方、早く目がさめる
- 前は好きだったことにも、興味やよろこびを感じない
- 集中できなかったり、ものおぼえが悪くなって、決断力もなくなった
- 死や自殺を考える。自殺を試みる

＊５つ以上あてはまるものがあり、その状態が２週間以上つづいていたら、専門機関を受診してみてください。

アルコール依存症の診断基準（WHOが作成した基準）

1 飲酒したいという強烈な欲求（渇望）がある
2 飲酒や断酒を試みても結局飲んでしまう（抑制喪失）
3 急に飲酒をやめたり、量を減らすと、手が震えたり、不安感が出たりする（離脱症状）
4 前と同じ量では効き目がなくなって、しだいに量が増えてきた（耐性の増大）
5 飲酒やそれからの回復に１日の大部分の時間を使う（飲酒中心の生活）
6 飲酒によってさまざまな問題が出現しても、まだ飲みつづけている

＊12カ月以内に、同時に３項目以上あてはまるものがあると、アルコール依存症と診断されます。

（注・わかりやすくするために多少言葉を変えてあります）

4

何が原因なのか？

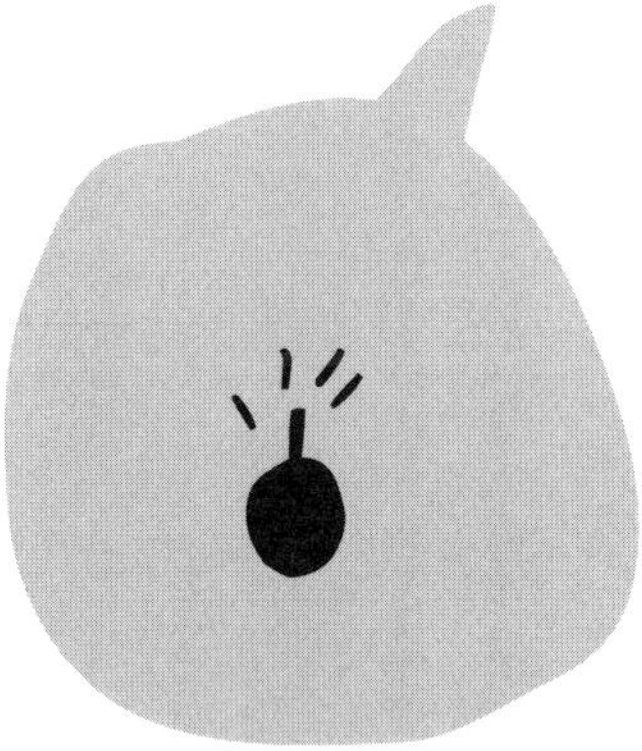

「もえつき」の背景となるもの

「もえつき」は、なぜ起きるのでしょうか?

この章では、「もえつき」が起こる原因やその背景となるものについて説明をします。「もえつき」の原因には、いくつかの複合的な要素があります。

まず、大きな五つの原因をあげます。

一つ目は、多くの「もえつき」に共通してある、「仕事のやりすぎ、仕事へののめりこみ」です。具体的には、長時間、休みをとらないで仕事をするということです。休みをとらないのか、とれないのか、あるいはとりたくないのかということについては、2章の「休みたいけど休めない」で例をあげて説明しました。

二つ目は、「自分のケアをしない」ということです。

これは1章で、タンクの水の例えでお話ししましたが、人間の体力や気力、エネルギーは無限ではないので、使う一方だといつか尽きてしまいます。自分のケアをしない(セルフケアをしない)でいると、いつか貯めておいた水がなくなったときに燃えつきてしまうわけです。

多くの援助者にとって、人の面倒をみたり、人を大切にすることは、自分にとって心地よいことです。けれど、自分の面倒をみること、あるいは人の世話になることは、あまり好まないのです。慣れていないし、いやだ、という人が多くいます。けれど、他人の人生の責任ばかり背負いこんで、自分の人生については棚上げして生きていけば、いつか燃えつきてしまうのです。

三つ目は、自分の内面と他人の外面を比べる、ということです。

人間は、だれでも問題や課題をもって生きています。完璧な人間というものはいませんし、完璧な父親も、完璧な母親も、完璧な夫も、完璧な妻も、完璧な援助者もいないわけです。自分の家族の問題とか、自分の健康問題、親の問題、兄弟姉妹の問題、夫婦関係、子どもの養育上の問題等々、多かれ、少なかれ、何かしら問題や課題はあるのです。

私が講演会や講座で「ローンも月賦もなにも抱えていない方、手をあげてくださいますか?」と尋ねますと、手をあげるのは会場にいる人のせいぜい数%です。皆、何かの支払いを抱えて生きています。このことに象徴されるように、今の時代、私たちはいろいろな問題や課題を胸の内に抱えながら生活しているのです。

けれど、自分以外の人は外面しかわかりません。外面だけ見れば、他人のことはなんだかとてもよく見えるし、うらやましくなるものです。たとえば、同じくらいの年齢の人が近くにいて、その人がいつも落ち着いて仕事をしていて、家に帰るとやさしい家族のサポートがあってとてもうまくいっているのだな、と感じると、「あの人はいいなあ」と思ってしまうのです。実際はそうであるかはわからないのに、です。

そして、その人と比較して、「私の人生ってなんでこうなんだろう」と嘆くのです。自分のモヤモヤした内面と、他人の外面を比べて、自分を非難してしまうのです。比べられないもの、実態のないものと比べているのに気がついていないのです。そうしていれば、たいていは燃えつきてしまいます。

四つ目は、理想と現実のギャップの大きさです。

援助職に就く人の多くは、仕事に理想をもっています。たとえば、同じお金をもらうならば人のためになる仕事をしたいとか、お年寄りのために仕事をしたい、めぐまれない子どもに手を差しのべる仕事をしたいというように、基本的にはとてもいい理想です。

しかし、実際に働きはじめれば、職場の現実、仕事の現実には、きびしいものがあります。仕事に対するいろいろな制限、職場の人間関係、労働時間、給料。自分の仕事の能力にしても、すぐに十分なものが身につくはずはありません。さまざまな要因から、仕事が自分の思い通りにすんでいかないという現実が待っています。

そこで自分の理想を守り通そうとすると、現実とのギャップが大きすぎたとき、燃えつきていくのです。

本来は、理想というものは現実に即して変化していくものですし、変えていってよいものです。しかし、理想と現実の調整を図りながら仕事をしていかないで、理想だけで先走った場合、燃えつきていくのです。

五つ目は、その人の背負ってきた考えです。

2章の「自分を縛る考え」のところでも説明をしましたが、援助職に就く人の多くは、子どもの頃からある種の使命感や責任感をもっています。また、義務感も強いのです。

逆にいうと、使命感、責任感、義務感の非常に強い人が、援助職に就くことが多いのです。子どもの頃からというのは、生まれ育った家庭、いわゆる「原家族」のなかで培ってきたものでしょう。このことについては、次に述べる「共依存」を参考にしてください。

背景にある「共依存」という問題

そもそも、共依存とは何か、ということについて説明をしなければならないのですが、共依存という言葉はやっかいなことに、使う人が十人いれば十通りの使い方をしている、というくらいにいろいろな使われ方をしています。ですので、共依存という言葉自身には、あまりこだわる必要はありません。

しかし、「もえつき」の背景に共依存があるということを理解していただくために、ここでは、共依存について具体的に説明をしていきます。

ひとつには、共依存とは、「仕事で自分を満たそうとしている」ことです。仕事で自分を満たすということは、援助者の場合は援助をすることで自分を満たすわけです。援助をするとなぜ満たされるのでしょうか。それは、援助をした人から、感謝と賞賛と評価が得られるからなのです。

「私がこうなれたのも、先生のおかげです。もう先生には、足を向けて寝られません」なんて言われたら、うれしいものです。援助職は、感謝と賞賛と評価で自分を満たすことになりがちなのです。

でも、考えてみてください。それは、感謝と賞賛と評価で自分を満たさなければならない、自分の空虚感があるということなのです。空虚感をなにかで満たそうとすることは、たとえばアルコール、あるいはギャンブル、恋愛で満たすことと同じなのです。

ここで、私の友人のカウンセラーで、自分の共依存の問題に取り組んだ人の話をしましょう。

スコット・ジョンソン（カウンセラー）の話

私の友人のスコット・ジョンソンは、アディクション（依存症）専門のカウンセラーです。スコットは、二〇代でアルコール依存症になり、自助グループに入って、回復しました。その後、大学でソーシャルワークの勉強をしながら、思春期の依存症の子どもたちの援助をしていました。

大学を卒業して結婚し、カウンセラーの仕事につきました。仕事では、相談相手にふり回されたり、相手に踏みこみすぎたり、めいっぱい仕事を抱えて働きました。だんだんにスコットは疲れて、体も心もくたくたになっていきました。でも、だれにも相談しなければ、助けも求めませんでした。とうとう、頭痛がひどくなって、体調もがたがたになり、やっと医師のところへ行ったのです。

医師はこう言いました。「あなたは、自分の『共依存』の問題に目を向けないと、燃えつきるのは時間の問題ですよ」

スコットは、それを聞いてカッとしました。

「私は依存症専門のカウンセラーです。『共依存』についてもよく知っています。自分のアルコール依存症の回復にも、ずっととりくんできました。なのに、そんなことを言われるなんて心外です」

医師は聞きました。

「では、あなたはだれですか?」

「私は、カウンセラーです」

「それはあなたの仕事でしょう? 仕事ではなく、あなたはだれですか?」

スコットは、答えられませんでした。一生懸命自分について考えたのですが、なにも探しだすことができなかったのです。医師はつづけて言いました。

「あなたがカウンセラーという援助職をつづけたいなら、まず、自分の援助をしなくては。人のために働くなら、まず自分のケアをしてください」

スコットの親は、どちらもアルコール依存症でした。小さいときから、両親のアルコールの問題を見て育ったので、スコットは共依存に陥ったのです。共依存とは、長いこと周囲に焦点をあてて生きてきたために、自分の感情やニーズに焦点を当てることができなくなっているということです。そして、自分のことを優先するのに罪悪感を感じてしまいます。

スコットは、自助グループに通って、自分について見つめなおしました。

そして、「自分は夫として、また父親として、カウンセラーとして完璧でなくてもいい、今ここに存在していることが大事なんだ。恐れや不安を感じてもいい。そんな不完全な自分を、自分として受け入れていこう」と思えるようになったのです。

………………………………

スコットの話を聞いて、あなたはなにを感じましたか？

人を援助することは、結果的に相手から感謝と賞賛と評価を得ることが多くなります。ですから、だれもそれが問題であると気づきにくいのです。恋愛にのめりこんでいるなら、「あの人はまた恋をしている」となるし、ギャンブルやアルコールだったら、まわりが問題行動として見分けやすいでしょう。けれど、人のために援助しているのをとめることはできませんし、それが悪いことだとは思いにくいのです。

人が為すと書いて、「偽り」という字になりますが、この字は人の為とも読めますね。この場合、じつは援助は人のためにやっているわけではなく、自分のためにやっているのです。

先生が生徒のめんどうをみるのは、わるいことではありません。しかし、それによって自分を満たそうとしているなら、どうでしょうか？　生徒や保護者から、感謝と賞賛と評価がないと自分が満たされなくなるので、どんどん仕事にのめりこんでいってしまうのです。

ワーカホリックもこれと似ています。

たとえば、車のセールスマンが平均年に五〇台車を売るとして、ある人はがむしゃらに仕事をして、一〇〇台売ったとします。「あいつはすごい」という評価を受け、会社で表彰されます。本人も「やった！」という気持ちになるでしょう。

車を一〇〇台売ったことはわるいことではありません。セールスマンとしては評価に値するでしょう。けれど、車を売った台数で自分の価値まで決めるのはどうでしょうか？　営業の技術がすごいことと、その人が人間としてすばらしいというのは、別のことです。逆に、年に車を五〇台しか売れない人でも、人間としてすばらしい人はいると思います。

また、仕事にのめりこむということは、相手を援助することに必死になるということでもあります。「共依存」の特徴として顕著なことは、このように、自分以外の人のニーズや感情に焦点をあわせて行動をし、自分自身には焦点が当てられていないということです。

つまり、援助の対象者の問題の解決のために、相手以上に熱心に取り組み、自分は無理をしてでも周囲の期待に応えようとして仕事をしてしまうのです。なぜそうなるかということは、子どものころの体験がもとになっている場合が多いのです。

「共依存」とは、学習して身についた感情と態度のパターンで、生まれついてのものではありません。あなたが子どもの時代を過ごした家族を「原家族」と呼びますが、この原家族のなかで身につけたものなのです。

さて、援助職に就いたなら、「共依存」への取り組みは不可欠といっていいでしょう。なぜなら、援助職に就こうとする人の多くが、共依存の課題を抱えているからです。そして、援助という仕事は、相談相手との間で、自分の問題を日々再現しているようなものです。どうしても自分の抱えている問題が顔をだし、それにひっぱられることになります。

援助者の個人的な課題が未整理のままだと、相談相手に感情的に密着することがあります。自分や家族、友人の体験と相談相手の姿が重なってきて、自分の痛みのように感じるのです。そうなると、問題をなんとか解決してあげたいと強く思い、その人の問題を抱えこんでしまいます。問題にまきこまれて、客観性やバランスを失ってしまうのです。

相手の責任を肩代わりし、結果的に相談相手自身が問題に気づき、解決していこうというきっかけを奪うことになるのです。こうなると、相談相手は援助者にもたれかかり、援助者は身動きがとれなくなり、怒りや徒労感にさいなまれます。

反対に、相談相手の体験に自分の体験を重ねて、不快感や忌避感を感じ、理解しようとしない状態や共感できない状態になることもあります。援助をしていくプロセスで、相手の問題の中から自分の問題を呼びおこして、疲労や不満を感じて攻撃的になったり、逃げ出したくなったりするのです。

いずれも援助者自身の問題が整理されていないために起こります。傷をしまいこんだり、問題を否認したままで、相談相手を援助しようとしていると、長期的には行きづまります。

援助者は、仕事上との課題とはべつに、自分自身の課題に焦点をあてて、過去の体験を整理しておく必要があります。

共依存の問題を自覚して、自分のケアをしないと、確実に燃えつきていくでしょう。とはいっても、共依存の問題をマイナスに考えることはありません。それは、自分をよく知ることになります。つまり、共依存は、自分を知るためのキーワードであり、自分に目を向けるきっかけになるのです。

次のページに共依存のチェック表を載せました。

自分に目を向けましょう

共依存チェック

- 人からよく思われたり、好かれたいので、いつも一生懸命何かをしている（しようとしている）
- 失敗をしたら、人からきらわれるのではないかと心配だ
- どうしたら人が幸せになれるかわかるけど、自分が幸せになるためになにが必要かわからない
- 自分がどう感じているか気づく前に、友だちや家族から自分の思っていることを言い当てられることがある
- 本当に思っていることを言うのは、とても危険なことだと思う
- 意見がくいちがったら、相手とはうまくいかない
- 生きぬくためのいちばんの方法は、なにがあってもにこやかに笑っていることだ
- いざこざがあったり、議論をしている場にはいづらい
- 何かをしてもらうより、してあげるほうが気分がいい
- だれかにほめられても、その言葉をうのみにできない
- 好きではない人とでも、それなりに親しくしている
- なにか問題が起こると、自分の責任だと感じる
- 風邪がうつるように、人の気持ちがうつってしまうことがある
- たくさんの人が自分の助けを必要としていると思う
- 一人でいるのは大きらいだ
- 自分のしてほしいことをしてもらうには、その人をうまく操るしかないと思う
- 人と気楽に楽しむことがなかなかできない
- 人前でリラックスすることがなかなかできない
- 人から拒絶されるのがとてもこわい
- 自分はとても悩んでいると思う

＊いくつもチェックがついたら、あなたは自分よりも他人に目がむき、他人のために時間をついやしすぎているかもしれません。自分に目を向け、自分の課題にとりくみましょう。

境界線を引く

共依存であると、援助の対象となる相手との距離がとりにくくなります。なぜかと言うと、それは共依存であると「境界線を引く」（境界を設ける）のが苦手だからです。境界線を引いていないと、どういうことがおこるでしょうか？

相手と自分との間に境界線が引けない援助者は、具体的にこんなことをします。

あるソーシャルワーカーが、相談相手に自分の携帯電話の番号を教えて、「困ったときには、いつでも自由に電話をしていいのよ」と言ったとします。するとなにが起こるでしょうか？　いつでも、相談相手が問題をもちこんできますから、自分の心の安まる時間がありませんし、プライベートな時間が削られます。

ある教師は、「私があの生徒をどうにかしなければならない。他の教師ではダメだ」と思いこみます。学校には、ほかにも有能な教師がいて、責任を分担できるにもかかわらず、自分で問題を抱えこんでしまいます。

この人は、人の責任まで自分で背負ってしまっていますから、責任の境界線が引けていません。そして、この教師はきっと、生徒のためならどこでもいつでも、自分のことを投げうってかけつけるでしょう。生徒の責任まで背負ってしまうからです。

ある看護師は、五時までの勤務なのに、六時半にしか来られない患者の世話を自分がしています。この場合も、二つの意味で境界を侵しています。ひとつは時間的な境界、もうひとつは、責任の境界です。

境界には、いろいろなものがあります。境界とは、自分を形づくっている輪郭のようなものなのです。

たとえば、他人がいきなり間近まで接近してきたら、不快だし、危険を感じます。これは「身体の境界」を越えて侵入してきたからです。

また、あなたが落ちこんでいるときに、母親から「もっと元気にしてくれないと、私も暗い気分になっちゃうじゃない」と非難されて、むりに笑っていなくてはならなかったらどうでしょう。父親が仕事でイライラして帰ってきたときに、母親が必死に機嫌をとるのはどうでしょう。

これは「感情の境界」が侵されています。感情は人それぞれのもので、他人の感情をどうにかしようとしたり、他人から自分の感情を指示されたりする必要はないのです。

他人の仕事のミスをかばったり、自分の仕事でないのに手伝ったりするのは、「責任の境界」を侵しています。他人が負うべき責任を、肩代わりしているのです。

「時間の境界」とは、時間の使い方は自分で決めるもので、プライベートの時間まで指図される必要はないということです。「日曜日は家族と過ごす時間」「昼間の二時間は自分の時間」としてよいのです。

ほかにも「お金の境界」や「性的な境界」などがあります。「性的な境界」は、とくに援助の対象となる人が異性の場合は、心して対処しなければならないでしょう。

次頁にチェック表をつけましたので、ご覧になってください。

共依存の問題を意識して、境界線を適切に引いていく努力が、援助職には必要でしょう。

境界を設けていますか?

適切な境界のチェック

感情の境界

□ 相手の感情にひきずられていませんか?
□ 自分の感情をいつわったり、隠したりしていませんか?
□ 相手の感情にむりにあわせていませんか?
□ こう感じるべきだとか、こう感じてはいけないと、自分を責めていませんか?
□ 相手の感情を自分の思うように変えようとしていませんか?

身体の境界

□ 疲れきってしまうほど仕事をしていませんか?
□ 疲れたら休んでいますか?
□ 自分の安心できる場所や、休める場所がありますか?
□ 自分の身体のＳＯＳに耳を傾けていますか?

責任の境界

□ 他人の負うべき責任や仕事まで、引き受けていませんか?
□ なにもかも自分でやらなくてはならないと思っていませんか?
□ 仕事を分担していますか?
□ 自分で抱えきれない責任について、だれかに相談できますか?
□ 同僚の仕事について口をだしすぎていませんか?

時間の境界

□ 時間をどう使うかを、自分で決めていますか?
□ 自分だけの時間をもっていますか?
□ 職場のルールをやぶって、援助の対象となる人との時間をつくっていませんか?
□ プライベートな時間をたのしんでいますか?

お金の境界

□ 相談相手に、お金を貸してほしいとたのまれたらことわれますか?
□ お金を貸すことが相手を救うことだとは思わなくても、実際に貸していませんか?
□ 自分のために使えるお金をもっていますか?

性的な境界

□ 援助の対象者に、特別な感情を抱いていませんか?
□ 相手が男性か女性かで、あなたの態度にちがいはありませんか?
□ 援助の対象者と身体が接触するくらい近づいていませんか?
□ 援助の対象者を支配しようとしていませんか?

＊あなたがとくに浸食しやすい境界はどれですか?

報われ感（感謝・賞賛・評価）が得られないとき

報われ感も、共依存と関連した問題です。

さきほど、「共依存」は、相談相手からの感謝と賞賛と評価で自分を満たそうとするということをあげましたが、このことを「報われ感」とも呼びます。

この報われ感が得られないときに、燃えつきやすくなります。

援助者は、仕事がうまくいけばそれなりの評価が得られますが、うまくいかなくなったときに家族や周囲の人たちから非難されるということがつきまといます。けれど、援助の対象は人間ですから、いつもかならずうまくいくとはかぎらないのです。

燃えつきやすい人は、「仕事をするために生きている」という要素が強いのです。たとえば、あなたは明日と明後日お休みだったら何をしますか？

「もえつき」を起こしやすい人というのは、土曜日も朝早く起きて掃除して、洗濯して、買い物にいって、換気扇の掃除をして、下駄箱の掃除をして、冷蔵庫を掃除して、部屋の片づけをして、仕事の整理や準備をして……、日曜日も、あれをしてこれをしてと予定を考えて行動しがちです。

要するに、何かをやっていないと不安な人なのです。何もしないでいるということに対して、罪悪感があるのです。休みの日でも時計を気にして「あっ、十二時だからご飯食べなくては」と、お腹がすいているかいないかでなく、時間になると食事をするのです。何かをしていると忙しくて疲れるのだけれども、どこかで安堵感があるのです。

休むということは、たとえばごろごろしてテレビを観ていてもいいし、庭に出て草花の世話をしてもいいし、散歩にでてもいい。つまり、仕事以外のことに時間を使うということです。

それは、仕事以外の自分をどう扱えばよいのか、仕事以外に自分の居場所があるか、ということなのです。仕事以外の時間に身を置いて、ゆったりと休息をとったり、気分転換になにかをしたり、楽しんだりできないと、仕事での報われ感ばかりを求めて、自分を酷使し、疲弊していきます。そして、報われ感が得られないときは、絶望的になり、自分を全否定してしまうのです。

次頁で、共依存的な援助と、援助職の適切な援助とのちがいをおさらいしておきましょう。

共依存的援助と適切な援助のちがい

共依存的援助

あなたに代わって責任をとる
私があなたをなんとかする
私があなたを救いだす
私があなたをコントロールする
私はあなたの痛みを自分のことのように感じる
私は、解決すること、回答をだすことを
いつも気にかけている
私の思うとおりにあなたを回復させたい
私の期待どおりに回復してほしい

適切な援助

あなたに対して仕事上の責任をとる
私はあなたに共感する
私はあなたと問題を分かちあう
私はあなたと問題に立ち向かう
私とあなたは対等である
私は、問題を理解し、あなたの
感じていること、あなたの考えに耳を傾ける
私がちょっと手伝えば、
あとはあなた自身の力でできるだろう
あなたを信頼し、任せる

喪失を体験したとき

この章の最後に、「もえつき」の背景となりうる「喪失」について述べておきます。

人間はだれでも、生きていればかならず、なんらかの喪失を体験します。

喪失には、小さな喪失から大きな喪失、目に見える喪失、目に見えない喪失、だんだんに起こる喪失、急激に起こる喪失など、さまざまあります。

自分に喪失が起こったとき、援助者は意識をして喪失の悲しみをのりこえていかなくてはなりません。「喪失が起こったときは、援助者として注意しなくてはならない」とも言えるでしょう。

家族、友人、ペットなどの死は、目に見える喪失です。援助者の場合は、相談相手の死に出会うこともあります。

目に見える日常の小さな喪失では、たとえばカギをなくしたとか、大事なものがこわれた、ということも入ります。また、子どもが独立した、離婚をした、引っ越しをした、職場がかわった、というのも喪失なのです。

目に見えない喪失では、子ども時代の喪失があります。子ども時代に、その人が一人の人間として健康に生きていくために必要なものが、与えられなかったということです。

たとえば、無条件に愛されなかった、安心できる場所がなかった、十分に遊べなかった、虐待を受けた……。目には見えませんが子ども時代の喪失は、とても大きな喪失です。

カウンセリングやセルフケアで、子ども時代の喪失によって受けた心の傷を癒すことが必要です。

喪失による悲しみをのりこえる営みを「グリーフワーク」と呼びます。グリーフワークとは、喪失による悲しみの段階を一歩一歩すすんでいくことなのです。人は、喪失を体験したとき、ショックを受けて感情が麻痺し、つぎに理不尽な喪失への怒りがあふれ、やがて悲しみの波に翻弄され、十分泣いたあとで、少しずつ悲しみをのりこえていきます。悲しみはじっとこらえることによってではなく、きちんと表現し悲しむことで、過去のものになっていくのです。

「だまって耐えるべきだ」「いつまでも泣いていてはいけない」「忘れてしまわなければ」という抑制が働いて、グリーフワークを十分にしないと、喪失の痛みや悲しみは心の奥にたまっていきます。その悲しみは、その後の人生に大きな影響を及ぼすのです。

たとえば、自分がかわいがっていたペットが死んでしまったとします。でも、ペットのことでは、なかなか休みはとりにくいものです。では、その喪失感をどうしたらいいかといいますと、まずだれかに話すことです。それから自分の感情に気づいて、それを表現できる場所を見つけることです。

喪失すると、1，まずショックを受けます。「うそ〜っ」と思います。うそと思うのは認めたくない、信じたくないという否認です。

2，つぎに怒りが出てきます。「なぜ、私がこんな目にあわなければならないのか、ゆるせない」

3，駆け引きが起こります。「ああしておけばよかった」「こうしておかなかったからだ」というきもちの駆け引きです。「私があんなことをしなければよかったんだ」「あんなこと言わなければよかった」というように、気持ちがいったりきたりします。

4，その後に悲しみが出てきます。そこで十分悲しむこと、その悲しみを受け入れることが大切です。また、孤立感も味わいます。

5，受容にいたります。喪失を前提に自分は生きていくしかないと感じ、そして実際に生きていけるようになるのです。ここまで行き着けば、グリーフワークを行ったといってよいでしょう。

このプロセスは、一直線にすすんではいきません。途中で止まったり、行きつ戻りつしながらすすみます。

ここで大事なのは、一人になる時間をとることです。あるいは信頼している人に話を聞いてもらうことです。援助者も一人の人間です。一人の人間として、悲しみを表せる相手や場所があるべきなのです。

話を聞いてくれる人は、変に説得をしない人がいいです。たとえば高齢のお母さんが亡くなったときに、「お母さんも高齢だったのだから、天寿をまっとうしたのではないですか」と言うような人を選んではいけません。「それはおつらいですね。大変ですね」と、ただその人の気持ちを受けとめてくれる人がよいのです。

また、喪失のあとは、できるだけ意識をして休息をとることが必要です。軽い運動をしたり、十分な栄養をとったり、風呂にゆっくり入ったり、昼寝をしたり、旅行に行ったり、自分の気晴らしや癒しになるようなことをすすんでやるのです。そして、ストレスになるようなことはなるべく減らしましょう。

人からのやさしい言葉をそのまま受け入れることも大事です。それから、何か小さな楽しみをもつこともいいでしょう。花を見ながら散歩をするとか、食べたかったお菓子を食べにいくとか、そんな小さなことでいいですから、積み重ねていくことによって、少しずつ少しずつ回復していくのです。

援助者であっても、喪失によって心は傷みます。傷んでいる自分をちゃんとケアしてやりましょう。

子ども時代の喪失の傷みは、なかなか癒せないかもしれません。けれど、自分を責めつづけるのではなく、大変な思いをして今日まで生きてきた自分を、誉めてあげることが大切なのです。温室の中でぬくぬくと育ってきたわけではない自分を受け入れ、「よくがんばったね」と言ってやりましょう。世界に一人しかいない、価値のある自分、よくやってきた自分、大変な思いをして生きてきた自分、その自分を「自分が大切にしなければだれも大切にはできないのだ」という認識をもつことが、共依存からの回復になりますし、「もえつき」の予防にもなるのです。

また、仕事上で喪失を体験したら、スタッフや同僚で体験を共有し、語りあえる場をもってください。感情をはき出して、十分に悲しみ、そして区切りをつけるのです。

自分を責めつづけてはいけません。あなたはできるかぎり、最善のことをしたはずです。それが結果的にうまくいかなかったり、悲劇をふせげなかったとしても、そのときはその方法しかとれなかったのです。罪悪感をもちつづけなくてよいのです。

援助者は、仕事につく教育プロセスで、グリーフワークについての研修が必要だと思います。援助者自身が、自分の喪失体験に向きあい、対処する方法を身につけていることは、自分のためだけでなく、援助の対象者の痛みや苦しみを回復するプロセスを見守って、支える力ともなるでしょう。

次に、グリーフワークのプロセスと喪失の種類をまとめました。

グリーフワークとは

深い悲しみの過程

1　ショック（否認・パニック）
2　怒り（不当感、敵意、罪悪感、空想・幻想）
3　駆け引き（ああすれば、こうすればよかった、という気持ちの揺れ）
4　悲しみ、孤立（悲哀、孤独感、抑うつ、混乱、無関心）
5　受容（希望、立ち直り、新しいアイデンティティの誕生）

さまざまな喪失の対象

- 安心感の喪失（暴力、空き巣、引っ越し、家族の死）
- 日常生活の喪失（事故によって障害をもつ、引っ越し）
- 人間関係の喪失（失恋、けんか、引っ越し、離婚）
- 子ども時代の喪失（虐待、過保護、親の依存症）
- 物の喪失（カギをなくす、アクセサリーを落とす）
- ペットの喪失（ペットの死、行方不明）
- 若さの喪失（加齢）
- 健康の喪失（病気）
- 仕事の喪失（リストラ、定年）
- 期待の喪失
- 文化的喪失（帰国子女や外国への移住など）

5

回復とセルフケア

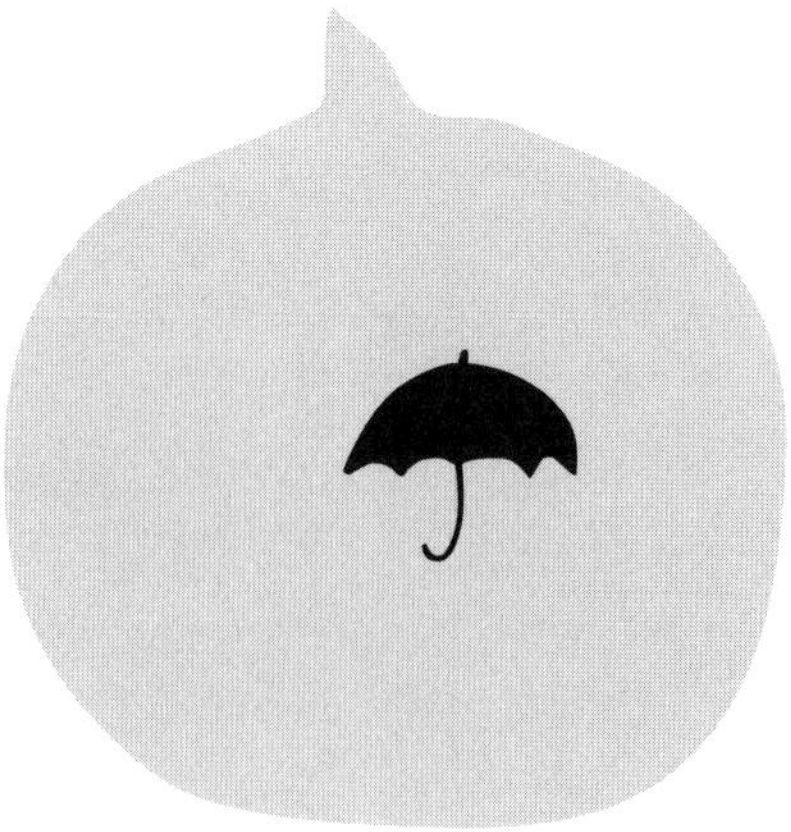

回復とはなにか

「もえつき」からの回復とはどういうことでしょう。

この章は、回復のビジョンを思い描いてもらえるようにまとめました。

燃えつきた状態というのは、情緒的、精神的、身体的に疲労困憊《こんぱい》しています。

身体的な疲労から回復するには、休みをとる、健康的な生活をするなど、わかりやすい方法がとれます。

もし、アルコールやギャンブル、不健康な異性関係への依存などの不健康な行動がともなう場合は、必要に応じて病院で治療を受けます。また、依存症からの回復には自助グループへの参加も必要でしょう。

精神的に疲労していると、すべてがマイナス思考になっています。

情緒的に疲労していると、否定的な感情に支配され、不安感や自己否定感、無力感、怒りや悲しみなどを抱えています。

精神的疲労、情緒的疲労は、共依存と深くかかわっていますから、共依存から回復することが必要になります。

共依存から回復できると、自分の空虚感、見捨てられ不安、自己否定感を仕事の報われ感（感謝や賞賛、評価）によって満たさなくても、仕事をつづけることが可能になります。

仮に自分の仕事がうまくいかなかったとしても、それは自分の仕事の技能の問題であったり、援助の対象者と自分の相性の問題であったり、自分の未経験ゆえの問題であったりするだけのことで、自分の価値そのものとは関係がないのだ、というような切り離しができます。

では、共依存の回復のためには、なにをしたらよいでしょう。

ひとつの方法は、子ども時代の自分をじっくりと思いだし、その生い立ちをふり返ってみることです。子どものころの写真を見ながら、そのころ何を感じていたか、どんなふうだったか、何をするのが好きだったかを、しばらくひとりで静かに考えてみましょう。

目を閉じて、幼いころの自分を思いえがいてください。思いだせるかぎりでいちばん小さい自分はいつのころでしょう。その小さいころの自分に、「よくがんばってきたね」と声をかけてあげましょう。小さいころの自分と会話をして、思いを聞いてあげましょう。その子のために、楽しんだり、笑ったり、だれかがほめてくれたらじっくり耳をかたむけたり、自分をすてきに見せるために装ったり、観たい映画に行ったりと、してあげられることをしてみましょう。そのことが、あなた自身の発見につながります。

また、ノートに子どものころのことを書きだしてみながら、自分の体験してきたことをたどってもよいでしょう。この一連の作業には、カウンセラーの手を借りるとよいと思います。

いずれにせよ、いかにたいへんな状況のなかを、自分が自分にできるやり方で精一杯生きてきたかということに、目を向けてみることが大切です。

次に、自分の力を認識することも大事です。

今までの成功体験をふり返ってみて、「なぜ、あのことはうまくいったのだろう」、「なぜ、自分はあの学校へ受かったのかしら」と考えてみることです。「あのときは悪性のインフルエンザが流行っていて、ほとんどの人が受験できなくて、私だけが受けたから試験に合格した」のではないはずです。

一生懸命勉強したという、前向きな自分のパワーがあるはずです。「私は集中的に勉強した」とか、あるいは「私は地道に努力した」とか、自分の前向きな力を発見できるはずです。成功した体験から、自分のパワーを探していくというのもよい方法です。

また、もう一つは、失敗体験からも自分のパワーを引きだすことです。

たとえば、失恋したことがあったとしましょう。あるいはほしかったのに、手に入らなかったものがあったとします。また、自分の望みとは反対に、両親の関係があまりよくなかったとします。今、ちょっと考えただけでも、三つの大きな喪失があります。失恋と手に入らなかったものと両親の不仲。これは、自分にとってはマイナス体験です。先ほどの大学に合格したということに比べれば、否定的な体験です。

でも、あなたは、そういうなかをどうやって生きてきたと思いますか？　そこにあなたの何かしらのパワーが発見できるはずなのです。失恋して死んでしまう人だっています。でも、あなたが今日を生きているというのは、そのつらい状況を生きぬいてきたからでしょう。生きぬくということは、それだけで大変なことです。それこそが、もっとも人間にとって価値のあることなのです。

どんなにハンディキャップがあろうが、だれに助けられようが、生きぬく力がなければ私たちは生きていかれません。逆に、だれが助けようが、十分な治療を受けていようが、生きぬけない人もいるのです。マイナス体験のなかを、自分はどうやって生きぬいてきたのかということから、自分のパワーを探れます。

このように、成功体験と失敗体験の両方から、自分のパワーを発見していけば、とてつもないパワーが見つかるはずです。そのパワーをあなたはもっているわけで、このパワーはだれにも奪えないのです。そういうことに気づいていくことで、あなたの心の傷は、少しずつ、癒されていきます。

だれしも罪悪感というものにつきまとわれることがあるでしょう。

「あのとき、ああしておけばよかった」、「こうしておけばよかった」という後悔はつきものです。では、そのときにほかにとる方法があったかと考えてみてください。そして、そのとき、それに気づいていたでしょうか?

結婚がいい例なのですが、そのときには「その人が一番いい」と思って選んだわけです。そのときにもっといい人がいれば、その人と結婚したわけでしょう。もし、選択肢が別にあったとしても、選べなかった理由があるはずです。だから、私たちは、そのとき、そのとき、最善のことをして生きてきているんだという認識をして、自分を解放する必要があります。

私は相談に来る人にこう話します。「でも、そのときできていたら、あなたはやっていましたよね。それができなかったのには、何かわけがあったでしょう？　そのわけをちゃんと考えてみれば、そうできなかったことを納得できますよ。納得したら、自分を許してあげたらどうでしょう」と。

これはとても大事なことなのです。自分を許してあげましょう。援助職に就いているからといって、いつも正しく、前向きに、かっこよく、人を助けなくてよいのです。みっともなく失敗することもあるでしょう。でも、それは結果であって、あなたは努力したはずです。精一杯やったということで十分なのです。そうやって、自分を許してあげることが必要です。

回復のチェック表を載せましたので、機会あるごとにチェックして自分の状態をたしかめてみるとよいでしょう。

回復のチェック表

- □ 毎日、気分がよい程度に規則正しく生活をしている
- □ おしゃれ、身だしなみに気をつけている
- □ 十分な休息をとっている
- □ 人をコントロールしようとしたり、
  自分がコントロールされていると感じない
- □ 建設的で具体的な計画をもっている
- □ 日々の目標と長期的な目標をもっている
- □ 友人や家族のために自分の大切なものを犠牲にしていない
- □ 適切な判断ができるように努力している
- □ 人の意見や批判に耳をかすことができる
- □ 不当な批判をうけてもとらわれない
- □ バランスのよい食事をしている
- □ お金のやりくりに関する決定に責任がもてる
- □ ある事実を長いあいだ否定していたが、認められるようになった
- □ 仕事から逃げたり、不健康・不適切な方法で気をまぎらわしたりしない
- □ だれかやなにかのせいにしないで、自分で責任をとれる
- □ ほしいものと、必要なものとの区別がつく
- □ 不必要な恐れや、不安、心配を感じない
- □ 仲間や家族の力を受け入れることができる
- □ 自分自身を信じ、尊重できる
- □ 孤独ではなく、だれかとつながっていると感じる
- □ 人にたよりきらず、しかし、必要なときに助けを求められる
- □ いやな気分を解消するために、酒や薬などにたよらない
- □ 日々の生活を楽しみ、余暇も活動をしている
- □ 前向きな意見を受け入れ、自分の意見を変えることができる
- □ 自分に対しても、人に対しても、
  適切で前向きな意見を言うことができる

むりをしないで生きる

仕事をしているかぎり、ある程度がんばることは必要だと思います。でも、むりをしすぎてはいけません。どういうのがむりかと言いますと、2章の「あなたを縛る考え」のところで触れましたが、考えを硬化させて「ねばならない」と考え、なんでも完璧にこなそうとすることです。

たとえば、神戸牛のステーキを食べて「おいしいな」と喜んだりしますが、そのためには牛が殺されているわけです。私たちが生きたり、楽しんだりしていることは、何かの犠牲の上に成りたっているという側面があります。

大学に合格したということは、だれかは落ちているわけです。そういう基本的な問題を、私たちは背負って生きているのです。ですから、たまには与えられたものに感謝したり、自分にできることを地球へ返したり、人に返したりしていくことでバランスがとれるのでしょう。私は、そんなふうに最近、思うようになりました。自分だけの一人勝ちというのはいいことではないのです。

何十年か前に生まれてきて、今日の年齢まで生きてきたということ、生存しているということが、もっとも人間にとっては価値があることなのです。とにかく、生まれてきたということそのものに価値があります。

そして、一日一日を重ねて一カ月になり、一年になり、そして三〇歳になり、四〇歳になって、そこまで生きてきた全プロセスに価値があるわけです。成功したことも失敗したこともあるでしょうけれど、そういう体験をしながら今日まで自分が生きつづけてきたプロセス全体を、自分で評価できるようになってください。そして、そこまでくるのに、あなたに与えられたものに感謝してください。あなたはひとりで生きてきたわけではありません。

今、もしあなたが、援助者としての技能が足りないなら、経験とトレーニングでつけていけばいいのです。そのことと、あなた自身の存在意義や人間としての価値とは無関係なのだ、という認識をもてることが回復なのです。

立ちどまることも、深呼吸することも、ゆっくり歩くことも、むだではありません。あなたが力を少し抜いて、周りを見回すことは、むりをしないで生きることにつながります。

次頁に、むりをしないで生きるための、ちょっとした考え方のコツを載せました。参考になればと思います。

こんなふうに考えを変えてみましょう

むりをしないで生きるコツ

＊以下に並べたことは、けっして悪いことではありません。でも、「こうしなければならない」と思うことは、自分を追いたて、周囲をも息苦しくさせます。もしあなたが、「こうしなければならない」と思っていることがあるなら、ここで、考え方を変えるちょっとしたコツを知ってください。

「ねばならない」を、「こういうふうにできたらいいな」「こうなるようにやってみよう」と言い換えてみるのです。たとえば、「だれからも好かれなければならない」と思っていたら、「だれからも好かれるようになりたいけど、それはちょっとたいへん。だから、あの人とあの人に好かれているだけで、今は十分」というように。

ずいぶん感じがちがうと思いませんか？ 以下に並べたことを言い換えて、トレーニングをしてみてください。

- □ 引き受けた仕事は途中で投げださずに、かならず最後までやらなければならない
- □ 仕事は、予定通りに、決められた手順で、効率的にすすめなければならない
- □ 一度決めたことは、最後まで変えないで守らなくてはならない
- □ いつも正しく、人の役にたつように行動しなくてはならない
- □ 困っている人がいたら、自分が助けてあげなければならない
- □ だれに対しても感じよく接し、好かれなくてはならない
- □ まちがえたり、失敗したりしてはならない
- □ やるからにはほめられるように努力し、人よりすぐれた結果をださなくてはならない
- □ 怒り、悲しみ、嫉妬などのネガティブな感情は、感じないようにしなければならない
- □ 約束した時間はきっちり守らなくてはいけない

セルフケアとは

最後にこの章では、セルフケアについてお話しします。

「もえつき」の予防には、セルフケアが重要です。

セルフケアとは、自分にとって必要なことを、自分のために、自分で行うことです。前にも例に出しましたように、あなたのタンクの水は、使うだけではなくなってしまいます。水をたすことがセルフケアなのだと考えてください。

セルフケアの語源は、もともと精神保健や心理学の領域のものではありませんでした。この言葉が多く使われる場面は、じつは飛行機の中と言われています。飛行機の機体に何か異常が生じ、シートベルトを締め、酸素マスクが天井から降りてきたとき、もしあなたが小さなお子さんやお年寄りといっしょに飛行機に乗っていたとしたら、酸素マスクをだれからはめますか。もしかしたら、「子どもから」と考えませんか。そしてその次にお年寄り、最後に自分、と考えるのではないですか？

しかし、こうしたことが起きた場合には、まず、酸素マスクを自分にはめなくてはならないのです。すばやく自分からはめて、そして、自分ではめられない人にはめてあげるのです。もし、人にはめているあいだに、自分の力が尽きてしまったらどうなるでしょう。自分で酸素マスクをはめられない人は、あなたと運命をともにしなければならなくなります。また、いざ着陸できたとしても、あなたが酸欠状態では、子どもやお年寄りを助けることはできません。

要するに、「酸素マスクは自分から」ということが大切なのです。それがセルフケアということです。援助職は自分が酸欠状態になってしまったのでは、人の面倒はみられません。ですから、援助職にはセルフケアは不可欠なのです。

具体的には、セルフケアはむずかしいことではありません。日常的に身近なことをすればよいのです。緊張を感じたときや混乱したときには、自分を責める代わりに、深呼吸を何回かする。これだけでもずいぶんちがいます。疲れたときには、お昼時間に公園を散歩する、おふろにゆったり入る、好きな音楽を聴く時間をとる、など。

援助の仕事をしていると、どうしても自分のことはなおざりにしがちです。意識的にセルフケアの手段を確保してください。

短い時間でもリラックスできる方法がありますか？

気持ちがおちこんだとき、どう対処しますか？

ストレスを発散するための健康的な方法がありますか？

話し相手がいますか？

自然のなかでできる趣味や、軽い運動もいいでしょう。文章を書いたり、絵を描いたり、楽器を演奏するのもいいですね。なにかを表現するのはとてもいいことです。

セルフケアは、心身の疲れをためないためだけではありません。セルフケアをするのは、自分のニーズを満たすためなのです。自分を満たしておけば、タンクの水はつねに補給されますし、他人の境界を侵す危険も少なくなるでしょう。他人のことで自分を満たそうとしなくてすむからです。

次に「私のニーズ」を二〇項目載せました。あなたはどのくらい自分のニーズを満たしていますか？　ここは満たしていないな、という項目があれば、そこを重点的に満たすようにしてください。このチェックリストは、自分のためになにをしたらよいかを知るためのものです。

自分のニーズを満たしていますか？

セルフケア20のチェック

1　遊ぶこと（　　　　）
2　笑うこと（　　　　）
3　リラックスすること（　　　　）
4　柔軟性をもつこと（　　　　）
5　わからないことがあったら、質問すること（　　　　）
6　よく食べ、よく寝ること（　　　　）
7　自分で意志決定すること（　　　　）
8　自分のニーズに注目すること（　　　　）
9　自分を守ること（　　　　）
10　自分の感情を知り、適切に表現すること（　　　　）
11　自分の考えや意見を主張すること（　　　　）
12　自分がかけがえのない存在だと信じること（　　　　）
13　必要なときには助けを求めること（　　　　）
14　自分のための時間をとること（　　　　）
15　なんでもほどほどにすること（　　　　）
16　イエス・ノーをはっきり言えること（　　　　）
17　適度な運動をすること（　　　　）
18　心地よいふれあいを楽しむこと（　　　　）
19　つねに新しいものと出会って、自分が変われること（　　　　）
20　自分の限界を知ること（　　　　）

＊それぞれ1～10点満点で点数をつけてください。8～10点は理想的です。
　7点以下のものは、自分のために重点的にやってあげてください。

「もえつき」の予防

「もえつき」の予防として有効なことが、もうひとつあります。それは、自分の課題に取り組みつづけることです。

まず、自分にも抱えている問題があるという認識をもち、何らかのかたちでそれに取り組みながら仕事をしていくことが大切です。完璧にならないと仕事はできない、なんてことはありません。そんなことを言っていたら、永遠に仕事はできません。

たとえばカウンセラーの場合、浪費の問題をもっている相談相手がきたとして、援助者も同じ問題を抱えているとします。そのときに援助者が「私も浪費の問題をもっているのです。いやぁ、どうにも解決できませんね」という姿勢で仕事をしていたら、相談に来た人は困ってしまいます。けれど、「じつは、私も同じ問題をもっていて、今、取り組んでいます。まだ完璧ではないけれども、治療を受けたり、自助グループに行ったりして、五年前よりはだいぶよくなってきましたよ」と言えればいいのです。要するに、机のこちら側とそちら側に座っている人が、同じ状態ではダメなのです。しっかり問題に向きあっているかどうか、問題に客観性がもてるかどうかなのです。机のこちら側に立てるか立てないかは、こちら側の人間は、ほんの少しでもむこう側の人間(患者、生徒、クライアント、入所者、利用者といった人たち)よりも健康であることが不可欠なのです。

そしてもう一つは、境界線をきちんと引くこと（境界を設けること）です。たとえば援助の対象となる人に、「じゃあ、今日はここまでにしましょう」と、しっかり言えますか？

私の職場にも、朝、私の出勤時間にあわせて電話をかけてくる方（クライアント）がいます。私も多忙なため、早く出勤するのは、メールの整理とか、原稿書きなどのためです。「お話があるときには、電話のカウンセリングの予約をしてからしましょう」と言っています。お金の問題ではないのです。ちゃんと時間を決めて対応をしないと、プライベートな時間が削られてしまいます。

援助者にとって、仕事と私生活に境界を設けるということは、とても重要なのです。

また、先ほどもお話ししましたが、グリーフワークも大切です。

だれにでも、生きてきたなかで受けた傷や、抱えてしまった悲しみがあります。それらは、ある程度癒しておかないと、仕事に影響します。ずっと抱えてきた怒りや悲しみには、なるべく早い時期に取り組む必要があります。

子ども時代に喪失体験があった場合、その事実は忘れられないでしょう。けれど、「今、思い返してみれば大変だったけれども、よくのりきったな」と、思えるようになっておくということが必要なのです。いまだにその問題で腹が立ったり、悲しくなったりしながら援助の対象となる人と向きあっていると、相手の問題にひきこまれたり、自分の感情を整理できなくなってしまうのです。

このような心の傷をトラウマとも呼びますが、もし、あなたに心あたりがあるのなら、取り組んでおくことが必要です。

同じように、喪失を体験したときには、グリーフワークをしっかりすることです。たとえば、身近な人が亡くなった場合などは、自分のケアが必要です。喪失の後のケアは、大きな課題です。自分の時間をもつ、自分をいたわる、その他いくつかのポイントがあります。4章の「喪失を体験したとき」を参考にしてください。

章の最後に、「もえつき」を防ぐライフスタイルの提案と、燃えつきないで仕事をするためのポイントをまとめました。

「もえつき」を防ぐライフスタイルの提案

- 自分の境界を設定し、過剰な責任をひきうけない
- 仕事と私生活の区切りをつける
- リラックスする時間、遊ぶ時間をもつ
- 十分な休暇をとる
- 周囲の問題に責任をもつのではなく、自分の健康と幸福に責任をもつ
- 自分の力で変えられるものと、変えられないものを見分ける
- ものごとに優先順位をつける
- 自分の意志を表明したり、感情を表現する練習をする
- 問題があれば話しあい、感情を分かちあう
- 自分の価値は、周囲からの評価や仕事の能力によるのではなく、ありのままの自分に価値があることを確認する

援助者の「もえつき」を防ぐためには

1. 「無力」（すぐれた援助者であっても自分の思うままにクライアントをあやつることはできない、ということ）を前提にし、できることは何かを探しながら援助する姿勢を大切にする
2. 境界線を意識し、きちんと引く
3. 喪失を体験したとき、自分自身のグリーフワークを行う
4. チームとして働く姿勢をもつ
5. スーパーバイズ（120頁）を受ける
6. 問題を抱えている場合は、自助グループに参加する

6

援助専門職として必要なこと

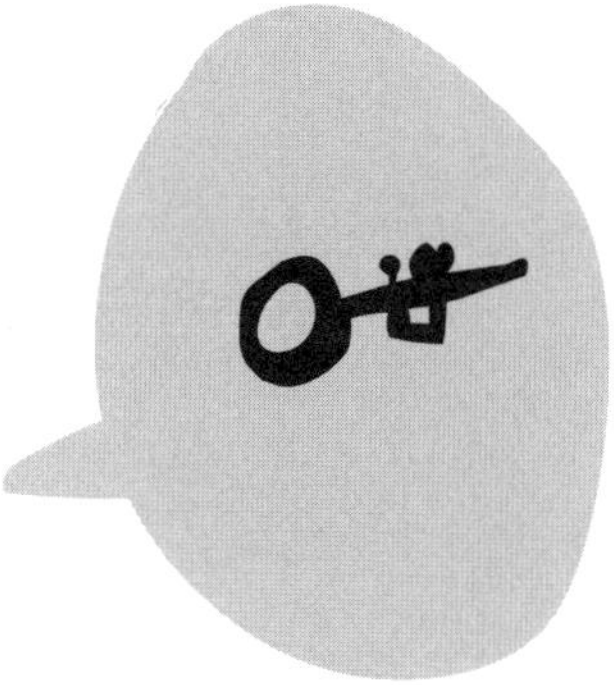

ディタッチメント（分離）とは？

この章では、あなたが援助職という専門職をつづけていくために必要なこと、注意したいことをまとめました。

また、職場への提言も載せましたので参考にしてください。

援助者自身も、いろいろな課題、問題をもって生きていることについては、すでに述べてきた通りです。そのなかで、ここでは、生まれ育った家族を「原家族」と呼びますが、その原家族に健康な家族機能がなかった場合、どのような課題を抱えるかについて、お話しします。

両親の関係がよくなかったり、家族間で暴言や暴力があったり、アルコールやギャンブル、虐待の問題があったりすると、小さい頃から「だれかのためにならなければ」と思って行動をしがちです。

たとえば、お父さんを慰めたり、お母さんの話を聞いたり、両親の関係をよくしようと、四〜五歳の子どもがカウンセラー役をしたりするのです。もし、その人が大人になって援助専門職になるとどうなるでしょう。

こういう人たちの多くは、「言いたいことを言ってはいけない」とか、「言いたいことは抑えたほうが無難である」、「弱みを見せてはダメ」、「何でもたのまれたことは引き受けなければきらわれる」、「イヤでもイヤだと言ってはいけない」、「だれかが困っていたらこちらから手をさしのべなくてはならない」、「自分の怒り、悲しみ、恨みの感情はしまい込んでおかないとろくなことにはならない」というような、誤った信念体系を埋めこまれています。

これはしかたのないことだったのです。たとえば両親が仲よくなければ、子どもは駄々をこねられないのです。両親が不仲なところに、さらに自分が駄々をこねたら、家庭が崩壊してしまうかもしれないという危機感を抱いているからです。せめて自分だけはいい子でいようと思い、イヤなことにも「いいよ」と言って、家庭を保とうとするのです。

しかし、援助者になって、同じような環境で育った人が相談にきたらどうでしょう。その人とかかわっているうちに、その人の感情と自分の感情がだぶってきてしまいます。すると、「見たくない、聴きたくない、その問題に触れたくない」という気持ちが起こったりします。あるいは逆に「自分と同じような苦しみを味わってきたんだ。私が何とかしてあげなければ」と、抱えこむ可能性もあります。そうやって切り離しすぎたり、抱えこみすぎたりして、適切な境界線が引けなくなります。

援助者は、相談相手の問題を客観的に見つめなければなりませんから、自分自身の問題とは切り離して考えるべきです。それがプロフェッショナル・ディタッチメント、専門家として分離する、ということなのです。なにを分離するかといいますと、自分の問題と相談相手の問題を切り離すという意味と、自分の問題を自分から切り離して取り組む、自分の感情を切り離す、という意味もあります。

また、たとえ育った家庭が健康であっても、今の社会にはさまざまな問題があります。つねに物欲を刺激され、ほしいものと必要なものの区別がつきにくいですし、家庭に問題がなくても、学校でいじめられたり、傷つけられたりするかもしれません。これらの問題は、抱えてしまった本人に落ち度があるわけではないのです。けれど、自分の問題を自分から切り離して見つめる必要が援助者にはあるのです。

ディタッチメントができないと、相手に気に入られたいと思いながらかかわったり、本来なら認められないようなことも認めてしまったりします。たとえば、相談相手にお金を貸してしまうとか、時間外に面倒をみたり、自分の家に相談相手を泊めたりとか、仕事とプライベートがいっしょになってしまうのです。

また、「いいわ。私が電話をかけてあげるから」と、本人がやればできることまで引き受けてしまいます。ディタッチメントができていれば、「自分で電話できますね。かけてごらんなさい」と言えます。これは、実際には相手を尊重していることになるのです。何でもかんでもやってあげることが、親切ではありません。そのうち相手は、自分の能力を失っていきます。

そして、対立したり、争いをなるべく避けようとしますから、意見のくいちがいがあったときに、「ここでは、そこまでできませんよ」とはっきり言えなくなるのです。あるいは、何とか自分が解決をしてあげなければならないと思うので、解決策が出せないと悩みます。

ディタッチメントされていれば、相手のもっている力を信頼し、相手が自分で考えるようにしむけられます。本人に考えさせて、いくつかアイディアが出たら、「それはいいじゃないですか。やってみたらいいですよ」というサポートができるのです。

ディタッチメントされていないと、相手に、自分の期待に応えてほしいと思います。また、自分の言った通りにやってほしくなります。援助の対象となる相手に、「自分の言う通りに治療や援助を受けないなら、もう来なくていいです」なんて言うのは、援助者が相手を間接的、または直接的に支配をしようとしているのです。

「手術をすれば、一週間で退院できます。内服だと半年から一年はかかるでしょう。どうしますか？」と言って、それぞれの利点や治療内容について説明をするのが、ディタッチメントされている医師の態度です。最終的な選択は、援助を受ける人のほうがするのです。

ディタッチメントができていないと、いつも疲れを感じたり、不安に思いながら援助をしています。それは、自分が何とかしなくてはいけないと思っているからです。援助者は、問題解決の主体ではありません。相手の問題を相手にかわって何とかしてあげるのではなく、相手が自分の力で問題を克服していかれるように、援助、サポートするのがプロの仕事です。

次に、ディタッチメントのチェック表を載せましたので、確認してみてください。

ディタッチメントできていますか？

専門家としての距離のとり方チェック

＊これらは、物事を客観的に見つめるための学習方法のひとつです。
とくに専門家が治療・援助対象へのいきすぎた感情移入を防ぐために必要です。

- □ 相手に気に入られたいと思いながら、かかわっていませんか？
- □ 通常では認められないことも、認めてしまっていませんか？
- □ 本人がすべきことまで、代わってやってあげていませんか？
- □ ほかのことに気をとられながら、かかわっていませんか？
- □ 争いや言いあいをさけていませんか？
- □ 矛盾を許していませんか？
- □ 自分の力で相手を救いだそうとしていませんか？
- □ 疲れを感じていませんか？
- □ 不安に感じていませんか？
- □ 相手を操りたいとか、コントロールしたいと思っていませんか？
- □ 相手は、自分の期待に応えるように行動すべきだと思っていませんか？
- □ 解決することや、回答をだすことに一生懸命になっていませんか？
- □ 限界を設けないで、相手に接していませんか？

ディタッチメントするためには

1 相手にかわって責任をとるのではなく、
その人が自分の責任を自分でとれるように援助する
2 回復のチェック表（99頁）で自分をときどきチェックする
3 スーパーバイズ（120頁）を受ける
4 自分の問題にとりくむ
5 セルフケアをする

援助者が「もえつき」に陥る行動傾向

おさらいのために、援助者が「もえつき」に陥る不健康な行動傾向を10項目にまとめました。

援助者が「もえつき」に陥る不健康な行動傾向

1 自分自身に関心を向けることをあまりしない
2 親切にしてもらうより、してあげるほうがおちつく
3 人を傷つけるのを避けるために、なにかしてあげたり、自分をゆずったりする
4 人からほめられることで、自分がうまくやっていると思える
5 人の名前や細かなことが思い出せないと、イライラして自分が許せなくなる
6 「はい、いいです」と言いすぎる。なんでもひきうけて、約束をしてしまう
7 人の思いやりをすなおに受けることがむずかしい。遠慮する
8 どんなことをしても争いや言いあいを避けたいと思う
自分が怒るのも、人が怒るのも大きらいだ
9 人のために積極的に発言できても、自分のための発言はできない
10 人に助けを求めるくらいなら、自分でやったほうがましである

こうした行動を、どのように変えたらよいでしょう。

順に説明します。

1，相手にばかり関心を向けて、相手を何とかすることばかりにエネルギーを使ってしまわずに、自分に関心を向けることがとても大切なのだ、という考えをもってください。

2〜3，なぜ、親切にしてもらうのがこそばゆくて、だれかに親切にしてあげていないとおちつかないのでしょう。居場所がないと感じたり、あるいは人を傷つけたくないと思いすぎて、自分からいつも道をゆずって、自己主張しないのでしょう。

それは、他人の評価が自分の評価になっているからです。自己肯定感が低いために、他人の評価がつねに必要になるので、それを相談相手や仕事に求めてしまうのです。日常的にセルフケアをして、自分を満たし、自分を肯定していく必要があります。自己肯定感は、英語ではセルフ・エスティーム（Self-esteem）と言いますが、セルフ・エスティームが低い人は、他人（外部）からの評価（Other-esteem）を求めるのです。

4，現代社会では、援助を受ける側が、援助をしてくれる人に対して評価や感謝をしなくなってきています。「だって、あたり前じゃないの。お金をもらってやっている仕事なのだから」という意識があるのです。または「あなたは公務員でしょ」、「先生ならあたりまえでしょ」と当然のようにサービスを求める傾向になっています。さまざまなサービスを受ける人が、権利意識をもつことは必ずしも悪いことではないでしょう。今は、そういう時代です。ですから、だれかからほめられたくて仕事をしていると、「報われ感」が得られないので、燃えつきやすくなります。感謝、評価、賞賛が得られなくても「仕事」として割り切りましょう。

5，完璧主義はやめましょう。完璧な人間はいませんし、完璧な行動も、完璧な仕事もないのです。最善を尽くすことです。

6，断ることを学びましょう。まずは、意志表示をしましょう。疲れているときは「疲れている」、無理なときは「予定があります」ことわっても人間関係がこわれるわけではありません。

7，援助者は、なかなか他人の世話になることができません。けれど、援助者こそ、自分の健康を保つために、人の手を借りましょう。次に紹介するスーパーバイズもその例です。

8，だれかとなにかをしようとしたら、意見が衝突することはめずらしくありません。仕事をひとりで抱えこまずに、話しあって、理解しあって、チームで仕事をすることを考えましょう。

9，自分の意見はつねにもつようにしましょう。これはセルフケアのひとつです。全部口にださなくてもいいのです。自分がなにをしたいか、どう考えているか、自分に注意を向けましょう。

10、人に助けを求める能力を身につけることも、セルフケアのひとつです。喪失を体験してつらいときや、こまったときには、相談できる相手を探してでも話すことです。助けを求めることで、あなたの評価は下がりません。

スーパーバイズを受ける

スーパーバイズというのは、その業務の体験が長く、それなりの仕事をしてきた人が、新人や、あるいはベテランに、何がよくて、何をどう改善したらもっと効果的な援助ができるか、ということを第三者の目で助言することです。

スーパーバイズをする人のことをスーパーバイザーと呼びます。スーパーバイザーと、スーパーバイズを受けている人との関係が、援助者と相談相手との関係にそのまま反映される、ということがよく言われます。ですから、いいスーパーバイザーの元でスーパーバイズを受けられた人は、相談相手ともいい関係がもてるわけです。

何の仕事にしても、仕事のすすめかた、やりかた、中身、手順などが本当にうまくいっているかどうか、しかるべき効果をあげているかということを、第三者の目で見てもらうのはとても有効です。

とくに、対人援助職は相手が人間ですから、相手を尊重しつつなるべく短い時間で効果的な援助をしていくことを求められます。けれど、援助関係がスタートしてしまうと、精神保健の分野やアディクションの分野の病理は非常に複雑なために、その病理に援助者が巻きこまれてしまうということが起こりがちです。そうすると、客観的な援助がしにくくなります。ですから、スーパーバイズはとても有効です。

スーパーバイズには、一つは教育者的な役割があります。援助者の知識や技術を高め、磨いていきます。二つめには、仕事の質を評価していくという、管理者的な役割もあります。

そして三つ目には、援助職は一生懸命やっても思うようにならないことが多々あるので、「自分はダメだ」「この仕事に向いていないのかもしれない」と、おちこんでしまったときに、情緒的なサポートをすることです。

援助者の経験年数が少なければ、教育者的な役割が強いでしょう。知識や技術を磨いていく、教えていくということです。

経験が長い援助者なら、「たとえば、他の方法は考えられないですか？」とか「こういう方法でやってみたらどうでしょう」というような助言、提案をします。さらに経験が長い人になると、困ったときにスーパーバイズを自分から求めて、相談にいくこともあります。

また、スーパーバイザーにも、スーパーバイザーがいることが望ましいのです。

さて、だれがスーパーバイズをするかということですが、まず職場の上司があげられます。しかし、問題は、上司がスーパーバイズをできればいいのですが、スーパーバイザーとしてのトレーニングを受けていなかったり、その資質がない場合もあります。時にはまったく異なる職種の人が上司、という場合もあります。

ですから、組織内、集団内にスーパーバイザーがいないときは、外部に求めるのがよいでしょう。もし、地理的、物理的な条件、費用の問題等で外部に求めにくい場合は、同職者が集まって、集団で検討していくというようなグループ・スーパーバイズのかたちをとるのもいいかもしれません。皆で知恵を出しあっていくやり方です。

いずれの場合でも、スーパーバイザーは、スーパーバイズを受ける人の仕事の中身を批判することが目的ではなく、仕事の質を高めていくことが目的なので、相手を傷つけないことがとても大事です。批判をしたり、攻撃したりしてしまうと、スーパーバイズを受けるのがイヤになります。

スーパーバイザーに会うたびにイヤな思いをするのはよくないので、スーパーバイズする人は十分に気をつけて、相手を傷つけずに、勇気をもたせ、前向きにさせ、抱えこまずに、あるいは距離を置きすぎずにいい援助をするにはどうしたらよいかを、客観的な立場からサポートしてください。

どの業界においても、かならずしもスーパーバイザーがいるとはかぎりません。日本では、スーパーバイズの教育にあまり重きを置いていないので、職場で育ちにくいということもあるでしょう。

私は、病院や民間の施設などのスーパーバイズをたのまれています。スーパーバイズは、定期的にやっていくことが必要です。援助者が困っていないと思っていても、援助の対象となる人が困っている場合もあります。そういうことを客観的に見るために事例検討をするとか、援助者と相談相手の関係性を報告してもらって、それを聞きながら問題提起をしていくことなどが必要です。援助者は、自分がやっていることをいいことだと思いこんで、人から何か意見を言われることにアレルギー的な感覚をもつことも多いのです。

また、どのようにストレスに対応するかといったアドバイスや、援助者が、健康的に仕事を行っているかどうかなどでも、スーパーバイズという第三者の目が必要です。

たとえば、私が病院にスーパーバイザーとして呼ばれると、毎回、だれかが事例を出します。その話を聞いていると、客観的に考えて、「なぜここを問題にしないのか」とか「このへんの情報が不足しているのではないか」、あるいは「なぜもっと個別に話しあいをしないのか」と、いろいろ感じます。もし、感じたままを話してしまうと、事例をもってきた人は、「自分がいかに未熟であるか」と指摘されつづけることになります。

すると、次の人は事例を出しにくくなります。ですので、私はまず、「こういう事例をもし自分が担当することになったら、私もこの場に出すでしょう。本当に、どなたが受け持ってもとてもたいへんな事例ですね」と、相手に共感を示し、問題を共有できるようにします。

子育てで苦労をしているお母さんだって、「あなたの子育ての仕方がいけないんですよ」なんて最初に言われたら、二度と相談には来ないでしょう。「初めてのお子さんで、まして新生児を養育するのは、どのお母さんだってたいへんですよ」というところからスタートしなければなりません。まず共感を示し、問題を共有しましょう。

学校現場などでは、なかなか内部でスーパーバイズをするのはむずかしいかもしれません。たとえば退職された方で、現役時代にいろんな課題を抱えた生徒さんとの事例をたくさんもっていて、実績がある方なども、スーパーバイザーに向いているかもしれません。また、ほかの学校の先生たちと、集団で行う方法もとれます。集団で行う場合は、司会者をキチンと置き、書記も置き、皆の意見を出しあいますが、ルールづくりが必要不可欠です。まず、「ここをこうしたら、もう少しよくなるのではないか」というような、前向きで建設的な提案はＯＫだけれども、批判や攻撃をしないということが前提となるでしょう。

そうしないと毎回、毎回、つるし上げが起きてしまいます。スーパーバイズは、つるし上げではありません。スーパーバイズとは、自分のやり方の善し悪しに、責められないで気づくことができるよいシステムです。「だれがやってもむずかしい事例ですが、こういうやり方をしてみたらどういう結果になりそうですか？」とか、「なぜこの人はこういう言い方をするのでしょうね。では、今度はこのようにやってみたらどうでしょう？」とかアドバイスをします。また、提案があった場合には「それはやってみたらいいかもしれませんね」、「いいところにお気づきですね」というサポートが重要です。

一人で考えるより、複数で考えたほうがいろいろなアイディアが出ますし、いろいろな見方があります。受け持ちとか、担当などの当事者は、学校でも病院でも無我夢中でやっていると思います。ですから、見落としている部分があり得るわけです。スーパーバイザーが入ったなかで、皆で話しあいをすると、仕事に活気もでてきますし、スキルアップしていきます。それぞれが生き生きと仕事にとりくめるようになります。

スーパーバイズをもつことは、援助者の「もえつき」を防止し、援助者が抱えこみすぎたり、突き放しすぎたりしないで、援助の対象者との適切な距離を保ちながら仕事をすることに貢献します。そして、援助者の技量がアップし、自分のやっていることが客観的に見られるようになります。そうすると、何がよくて何をどう変えたらもっとよくなるのかということに気づきやすくなります。

いうまでもなく、スーパーバイザーは個人の情報に関しての守秘義務を忘れないことが大切です。

職場におけるラインケア

ラインケアについては、1章で少しふれましたが、これは職場の管理職のやる仕事です。

セルフケアは本人の責任で行うことですが、「管理職は問題を見落とさないで、なるべく早くキャッチし、必要な助言をしましょう」ということが、厚生労働省や総務省の職場のメンタルヘルス対策に関連した通知にあります。

ラインケアには、いくつかのルールがあります。

まず、守秘義務を守るということです。

つぎに、話を傾聴することです。傾聴とは、しっかり耳を傾けて聴く、ということです。上の空で聴いてはいけません。話を聞きながら、うなずき、相づちをうちます。「あぁ、そうだったのですか、〇〇さん、それはたいへんでしたね」とか、「そんなことをあの人が言ったのですか。〇〇さん、それはこまったでしょう」、「へぇ、〇〇さんがそんなことをしているとは知りませんでしたね」というように。

そして時々話をまとめて、本人に返します。「今、〇〇さんのおっしゃったことは、△△会社の課長さんにこんなことを言われて、すごくつらい思いをしたということですね」というようにすると、話している人も自分の話や考えを整理できます。

けっして、言葉の暴力をつかってはいけません。「そんなこと、どこの会社にいてもあることでしょう。そんなことで文句を言うくらいなら、この仕事はつづけられないね」などと。こういう発言は、パワーハラスメントになります。

「励まさない」ということも大事です。仕事にあまりにエネルギーを使いすぎて、セルフケアもしていない人が相談してきているとすれば、励ましは逆効果です。

これは、うつ状態の人にも同じです。「あなた、二〇年もこの仕事をやっているんだから、がんばらなきゃダメじゃない。あなたはもっとできる人なんだから、弱音をはかないでやったら。みんなだってつらいのよ」なんて言っては「ダメ！」です。

そして、もし自分の手に負えないと思ったら、急いで専門家と連携プレーをとってください。それも、ラインケアの一部です。「もえつき」は病名ではないですけれども、「もえつき」からうつになったり、希死念慮《きしねんりょ》と言うのですが、死にたい衝動がでてきたりもします。「もえつき」には、うつや希死念慮がつきまとうのです。

なるべく専門家といっしょに援助しましょう。

職場の責任として

- 管理者は、「もえつき」のプロセスと兆候についてよく理解しておく。
- スタッフに新しい仕事を与える際は、十分な教育とサポートを欠かさない。
- スタッフが能力を向上させるための教育の場をつねに確保する。
- スタッフどうしの共感の場を確保する。
- 管理者は、「もえつき」の兆候を早めに発見し、必要なサポートを行う。

おわりに

援助職をつづけていくために

私は、講演やセミナーで全国あちこちから呼ばれて出かけています。テーマは、「職場のメンタルヘルス」がとても多くなりました。「もえつきの防止」というテーマでも呼ばれますが、内容はほとんど同じです。

日本では、交通事故で亡くなる人が年間八千人くらいいます。それに比べて、自殺は三万五、六千人もいるのです。自殺で毎日約百人が死んでいるのです。交通事故の四〜五倍です。また、休職者もたくさんいます。

このような状況を受け、職場のメンタルヘルス問題をどうにかしなくては、ということで私は呼ばれるのです。病院や学校、企業や行政、そしてこのごろは、「援助者のもえつき防止」というテーマで、社会福祉士の集まりや、ヘルパーさんやケアマネージャーさん、保健師さんの集まりという職域団体から呼ばれることも多くなりました。あるいは、行政の管轄内の福祉施設や病院もあります（セミナーの情報は、134頁参照）。

今の世の中には年金の問題があり、皆に老後の不安が広がっています。それが職場の「もえつき」とどうつながるかといいますと、なかなか希望をもって働きにくいということなのです。ちょっと前は、定年退職までがんばれば、あとは好きなことをやりながら生きるということもできましたが、今後は、年金だけでは生活できないのではないかという不安があります。そういう私生活上の不安を抱えながら、援助者はもっと困っている人の援助をしなければなりません。

援助者にとって、個人としてやらなければならないのはセルフケア、そして職場としてやらなければならないのがラインケア、この二つをしっかりやることが必要でしょう。

私自身も、セルフケアをしています。休みをとったら、海に釣りに行きます。そして、海のまっただ中で、船頭さんと二人きりで釣りの話をします。仕事の話はいっさいしません。今日はどこへ行き、何を釣ろうか、どんな仕掛けでどんな餌をつけたら釣れるか、と夢中になります。また、連休をつかって外国へ行き、職場を思いきって離れることでリフレッシュします。アメリカでは、行くたびにスーパーバイズを受けます。

私はアメリカで勉強をしていたので、同業者の知りあいがたくさんいます。その人たちと話し合いをして、新しい援助技術について学ぶとか、セミナーに出て勉強するとか、病院を訪ねて話を聞いたりします。

スーパーバイズでは、自分と相談相手とのかかわりがそれでよかったのかどうか、検証を受けます。なかなか厳しいです。たとえば「あなたの話を聞いていると、女性の相談相手がきたときのほうが、時間が延びているみたいですね。あなたは何を求めて時間を延ばしているのですか?」などと、ズバスバっと聞かれます。

私は、なにも変な意識で時間を延ばしているわけではないのに、言われてみるとたしかに女性のほうにより親切に接しているかな、と考えたりします。こういうことが、客観的な視点になるのです。

それから、親友とは電話でしょっちゅう話しています。「ああ、今日は疲れたな」と思ったときは電話をして、「今、なにやっているの？　今日はもう疲れちゃったよ」と話すと、「なら、今日は早く帰って寝たほうがいいね」と遠慮なく言ってくれるので、ほっとします。

それから、私の趣味は料理なので、家で料理を自分でつくって食べています。買い物も自分ですることが多いのです。カボチャ、ソラマメ、エンドウマメ、トマト、魚など、旬のものを自分で選んで買います。とても楽しいですし、健康にも気をつけられます。

家庭をもっているということは、それだけでストレスがあります。私は、家族の了解をえて、講演で家族の問題について話します。そこで私自身が発見したことは、皆さんに話しているうちに、「そんな大変なことではないんだ」と思えるようになるということです。

もし、隠していたらどうでしょう。援助職についているのだから、家族もいつも健康で明るく前向きに生きていなければならない、なんて思ったらつらいだけです。私だけが特別ではないのです。自分から話してみたら、「そんなことで苦しまなくていいんだ」という答えがいっしょに返ってきました。

私がいろいろな問題を抱えていても、なぜ倒れないかというと、問題があってもそれに支配されない生き方をしようとしているからです。「まあ、なるようにしかならないじゃないか」、「そのうちなんとかなっていくのだ」という考え方を、積極的に取りいれているのです。

一つの問題が片づいても、つぎの問題が現れるでしょう。たとえば、自分が病気をしてその病気が治ったら、今度は家族のだれかが病気をするかもしれないし、それが治ったら今度は友人が病気をするかもしれない。それがおちついたら、家の下水がつまったとか、車が故障したとか……。

雨が降ったり、風が吹いたり、ほんとうに人生にはいろいろあります。

私は子ども時代、疎開をしました。だから、そのころの生活に比べると、今は天国のようです。疎開先の生活は、まず方言がよくわからないこともあり、なかなかなじめませんでした。兄はよくけんかをして、血だらけになって帰ってきました。一度や二度ではありませんでした。あの頃のことをふり返ると、自分はもう大人だし、いろいろ問題はあっても、今は自分の人生を生きることができるじゃないか、と思います。

子ども時代にいろいろな問題があったとしても、自分自身の課題に積極的に取り組むことと、それに支配されないような考え方をいれていくことで、かならずクリアできます。子ども時代にとてもイヤな思いをして大人になった人はたくさんいます。でも、子ども時代のイヤな思いというのは、自分の責任ではないのです。

私は昭和十八年の生まれで、疎開したのが昭和二〇年、東京は大空襲があり、終戦の年なのに疎開するしかなかったのです。疎開したのは、私の責任ではないわけです。

学齢があったので、東京へすぐに戻って来られずに、十三年も疎開先にいました。勉強がすごく遅れてしまい、中学三年の四月に東京にもどり、進学校に編入しました。勉強がまるでわからずに苦労しました。そのへんのことを考えると、それなりによくやってきた自分を発見できます。よく生きのびて、よく大学へ入れて、卒業できて、この仕事をつづけているな、おまけに本まで出版して……。

人生には、苦しいこともつらいこともあるけれど、チャンスがあり、人との結びつきがあり、いいことも起きるのです。

こちらから問題を招かなくても、問題は風邪みたいに、向こうから勝手に飛んできます。わざわざ風邪をひきたくてひく人はいませんから、自己否定感をもつ必要はないのです。

何かうまくいったときの自分の力や、人に誉められたときのこととか、親が何と言って誉めてくれたかとか、友だちが自分のことを何と評してくれたかとか、そういう肯定的なメッセージのほうをより覚えているようにしましょう。

そうして考えてみると、私が、援助職を選んだことにも必然性があるのでしょう。そもそも人を助けるということは、人を助けたいと思うことは、とても大切なことです。そう思える自分のことを好きになってください。そして、援助職を選んだことを肯定的に受け止めてください。

あなたが今後も援助職をつづけ、人を助けていきたいと思っているなら、援助の対象者と健康な距離を保ち、境界線を引くこと、それからスーパーバイズを受けること、そしてなによりセルフケアをして、自分を大切にしてください。自分を大切にできる人こそ、人をも大切にできるのですから。

アスク・ヒューマン・ケア主催

「もえつき」予防と対処のセミナー　講師・水澤都加佐

少人数のグループで「もえつき」のプロセスや背景について学び、早期に気づいて対処する方法や、予防法を身につけます。共依存のパターンや、自分を縛る考えから自由になって、むりをしない生き方を始めませんか。対人援助職の方のセルフケアのために、また、誰かの世話をする立場になりがちな人や、がんばりすぎの人のためのセミナーです。

●日時、参加費等は、左記へお問い合わせください。

アスク・ヒューマン・ケア研修相談センター（東京・日本橋）電話〇三（三二四九）二五五一

「グリーフワーク」等のセミナーも定期的に開催しています。くわしくは→http://www.a-h-c.jp

水澤都加佐（みずさわ・つかさ）

1943年生まれ。ソーシャル・ワーカー、カウンセラー。㈱アスク・ヒューマン・ケア取締役・研修相談センター所長。特定非営利活動法人ＡＳＫ（アルコール薬物問題全国市民協会）副代表。治療・援助者のスーパーバイザー、企業や官庁のメンタルヘルスアドバイザーとしても活躍。‘05年、横浜にＨＲＩ（Healing&Recovery Institute）を開設。主な著書に『自分を好きになる言葉』（講談社）、『職場のアルコール対策ハンドブック』（アスク・ヒューマン・ケア）、『仕事で燃えつきないために』『悲しみにおしつぶされないために』『依存症者を治療につなげる』（大月書店）、主な訳書に『うつをやめれば楽になる』（ＰＨＰ研究所）、『恋愛依存の心理分析』（大和書房）、『共依存かもしれない』『自殺、なぜ？　どうして！』『子どもの悲しみによりそう～喪失体験の適切なサポート法』（大月書店）など多数。

Healing&Recovery Institute（ヒーリング＆リカバリー インスティテュート）

水澤都加佐横浜カウンセリングオフィス

TEL & FAX　045-663-9027（カウンセリングは予約制、平日午前10時～午後4時）
http://www.mzs.jp

仕事で燃えつきないために～対人援助職のメンタルヘルスケア

2007年8月3日　第1刷発行　　2019年4月20日　第9刷発行

著　者　　水澤都加佐
発行者　　中川　進
発行所　　株式会社　大月書店
〒113－0033 東京都文京区本郷2－11－9
電話　（代表）03－3813－4651
ファックス　03－3813－4656
http://www.otsukishoten.co.jp/
振替　00130－7－16387
印　刷　　太平印刷社
製　本　　中永製本

ブックデザイン　渡辺　文

ISBN 978-4-272-42011-7　C0011

水澤 都加佐 著

対人援助職必携の3冊

仕事で燃えつきないために
～対人援助職のメンタルヘルスケア

定価（本体1,450円+税）

援助職の職業病とも言われる「もえつき」。
原因、症状、プロセス、予防をわかりやすく解説する。チェックリスト付

悲しみにおしつぶされないために
～対人援助職のグリーフケア入門

定価（本体1,500円+税）

援助職にとってグリーフケアの理解は仕事にも自分のためにも必須。
豊富な事例で喪失からの回復と手法を解説する。チェックリスト付

依存症者を治療につなげる
～対人援助職のための初期介入入門

定価（本体1,600円+税）

依存症者の対応に苦労している援助職へ、治療につなげるために
必要な技法「初期介入」を解説する。正しく行えば成功率80%

大月書店